Dr. Frank Ros

Ayurveda y acupuntura

Teoría y práctica de la acupuntura ayurvédica

Ediciones Ayurveda

Si este libro le ha interesado y desea que le mantengamos informado de nuestras publicaciones, escríbanos indicándonos qué temas son de su interés (Astrología, Autoayuda, Psicología, Artes Marciales, Naturismo, Espiritualidad, Tradición...) y gustosamente le complaceremos.

Puede consultar nuestro catálogo en
www.edicionesobelisco.com y www.edicionesayurveda.com

Los editores no han comprobado la eficacia ni el resultado de las recetas, productos, fórmulas técnicas, ejercicios o similares contenidos en este libro. Instan a los lectores a consultar al médico o especialista de la salud ante cualquier duda que surja. No asumen, por lo tanto, responsabilidad alguna en cuanto a su utilización ni realizan asesoramiento al respecto.

Colección Ayurveda
Ayurveda y acupuntura
Dr. Frank Ros

1.ª edición: octubre de 2022

Título original: *Ayurveda and Acupuncture*

Traducción: *Alicia Sánchez Millet y Carmen Soler*
Maquetación: *Carme Esteve*
Diseño de cubierta: *TsEdi, Teleservicios Editoriales, S. L.*

Edita: Ediciones Obelisco, S. L.
Collita, 23-25. Pol. Ind. Molí de la Bastida
08191 Rubí - Barcelona - España
Tel. 93 309 85 25
E-mail: info@edicionesobelisco.com

ISBN: 978-84-120755-9-5
Depósito Legal: B-17.087-2022

Impreso en los talleres gráficos de Ingrabar

Printed in Spain

Índice de contenidos

Agradecimientos

Quiero mostrar mi gratitud:

Al Dr. P. H. Kulkarni, exdecano ayurvédico de la Universidad de Pune (India), mi guía en la investigación y mentor durante muchos años.

Al Dr. Anton Jayasuriya (1930-2005), de Sri Lanka, por su gran ayuda en el desarrollo de la marmapuntura.

Al Dr. Subhash Ranade, de Pune (India), mi mentor actual. Este libro está dedicado a su incansable labor divulgativa del ayurveda en el mundo.

Al Dr. Carlos Chesta, de Argentina, por su amistad y la valiosa ayuda prestada para la elaboración de este manuscrito.

Prólogo

La Academia Internacional de Ayurveda (International Academy of Ayurveda – IAA) es la primera institución en India para la enseñanza y divulgación a nivel internacional del ayurveda y para los estudiantes internacionales de ayurveda. Trabajamos en estrecha colaboración con nuestras universidades locales para mantener un excelente nivel en la enseñanza del ayurveda en el mundo.

En febrero de 2013, la IAA celebró una Conferencia Internacional de Ayurveda en Rajkot, India, en colaboración con las universidades de Pune, Gujarat, Jamnagar, Rajkot y con la Asociación Nacional de Medicina Integrada (National Integrated Medical Association – NIMA) y fue un gran placer para mí haber sido el presidente organizador de la conferencia. Nuestro equipo de profesionales ha impartido cursos en muchos países, incluidos Estados Unidos de América, Europa, Canadá, Brasil, Argentina, Chile, Australia, Rusia, China y Japón.

La terapia *marma* –o marmaterapia– y la acupuntura ayurvédica o *siravedhana* –también llamada marmapuntura– constituyen un campo especializado que surge del antiguo *shalya chikitsa* –o cirugía– y que fue originalmente utilizado como terapia por la Escuela Dhanvantari de Cirujanos de la antigua India. Aunque fue prohibida en India por los poderes coloniales, la práctica de la acupuntura ayurvédica, al igual que la del ayurveda, está en proceso de recuperación en India y Sri Lanka.

Nos es muy grato reconocer el estrecho vínculo con el Dr. Frank Ros, un colega y maestro de la acupuntura ayurvédica en Australia. El Dr. Frank Ros, además de ser autor de un libro de referencia de la acupuntura ayurvédica (*Lost Secrets of Ayurvedic Acupunture* [Los secretos perdidos de la acupuntura ayurvédica], Lotus Press, 1994), ha colaborado también con un capítulo en la obra *Ayurveda and Marma Therapy: Energy Points in Yogic Healing* [Ayurveda y terapia *marma*: puntos de energía de la curación yóguica], Lotus Press 2003, escrita por los doctores Subhash Ranade, Avinash Lele y David Frawley.

El Dr. Frank Ros, doctor y maestro, realiza su labor docente desde hace años en Australia y otros países.

La Academia Internacional de Ayurveda expide un certificado de postgrado a los profesionales internacionales de ayurveda que hayan completado los estudios de *siravedhana*, siguiendo las enseñanzas del Dr. Ros.

Prof. Em. Dr. Subhash Ranade,
Presidente de la International Academy of Ayurveda
Exprofesor y Decano, Departamento de Ayurveda,
Universidad de Pune, India
Exdirector del Ashtanga Ayurveda College, Pune, India

Prof. Dr. Avinash Lele
Director, International Academy of Ayurveda, Pune, India
Profesor, Departamento de Shalya Chikitsa,
Tilak Ayurveda College, Pune, India
www.ayurved-int.com
www.ayurvedakarmayoga.com

Introducción

Durante el transcurso del tiempo ha sido una constante para todas las personas la búsqueda del bienestar. A partir de esto, en distintas culturas y en diferentes épocas han surgido una amplia gama de métodos para poder superar el dolor tanto físico como existencial.

Aunque muchos de estos métodos aparentan ser muy diferentes entre sí, en realidad todos reflejan esta necesidad de superar el sufrimiento humano. Es dentro de esta misma tónica donde se inserta el sentido de este libro, el de proporcionar a las personas información útil sobre la milenaria ciencia de la acupuntura, enfocada desde la óptica de la medicina tradicional de India, conocida como ayurveda.

El ayurveda es una ciencia milenaria, desarrollada durante miles de años en India por sabios, conocidos como *rishis*, que fueron dejando su legado de sabiduría y conocimiento para el resto de la humanidad. La acupuntura y el conocimiento de los puntos en la superficie del cuerpo que pueden ser usados con fines terapéuticos se han venido desarrollado tanto en el ayurveda como en la medicina tradicional china. En esta, en particular, ocupa un lugar muy importante como método para tratar enfermedades y es, sin duda, el sistema de acupuntura más difundido en la actualidad.

El ayurveda es una ciencia viva, que se adapta a los seres vivos y a sus necesidades. Durante mucho tiempo, el conocimiento de los puntos que en ayurveda son conocidos como *sira* y *marma* estuvo bastante relegado a ciertos círculos, personas –en general, familias– que transmitían este conocimiento sin revelarlo públicamente. Por este motivo, entre otros, la acupuntura ayurvédica, conocida como *suchi-karma* (terapia de agujas), no tuvo un desarrollo tan importante como la acupuntura china, aunque su conocimiento estuvo siempre latente en los principales textos del ayurveda. De hecho, las investigaciones llevadas a cabo por los doctores B. K. Joshi, R. L. Shah y G. Joshi demuestran que el conocimiento de los puntos (*sira*), meridianos (*dhamani*) y zonas vitales (*marma*) se encuentra desarrollado en la *Sushruta Samhita*, un texto básico del ayurveda, escrito hace miles de años (500 a. C.). Sin embargo, estos términos fueron mal interpretados y traducidos erróneamente como venas, arterias y lugares que no se debían lesionar en las respectivas cirugías, ya que el concepto de marma se basa en el tipo de lesión o muerte que son susceptibles de producir. No obstante, lo fabuloso es que estos puntos o zonas pueden utilizarse para tratar distintos problemas de salud. Esta interpretación equivocada de los textos clásicos, sumada al concepto de «no agresión» que influenció el ayurveda durante mucho tiempo, hizo que la acupuntura no fuera considerada en toda su dimensión dentro de las prácticas de esta ciencia médica.

Con el transcurso del tiempo y la disminución de las diferencias culturales, estos conceptos, que estuvieron latentes y en gran parte ocultos, comienzan a revelarse nuevamente para el beneficio de todas las personas, sin diferencias de razas, culturas ni religión.

Los conocimientos sobre marmapuntura, que incluyen conceptos de acupuntura clásica desde el punto de vista del ayurveda, fueron transmitidos al Dr. Ros por su maestro anglo-indio, Gurukal G. P. Scaife. El Dr. Ros, junto con un pequeño grupo de especialistas, ha desarrollado el *suchi-karma* en todo el mundo.

El sistema de acupuntura ayurvédica integra el concepto de los meridianos y puntos con su denominación internacional similar a los de la acupuntura china, y además incorpora los beneficios de la sabiduría del ayurveda.

Al lector desprevenido puede parecerle que este libro constituye una síntesis de los conceptos de las medicinas tradicionales de India y China. Sin embargo, en realidad se trata de un gran paso para la integración entre dos ciencias que, aunque aparentan ser distintas, comparten los mismos principios básicos –energía, circulación, el concepto de la naturaleza, los cinco elementos, etc.– ya que gran parte de su conocimiento histórico tiene las mismas raíces. Por todo ello, los principios y las técnicas del ayurveda pueden ser utilizados en perfecta armonía por los practicantes de la mayoría de las escuelas de acupuntura.

Sin embargo, no debemos perder de vista que cualquier tipo de conocimiento o técnica utilizado por la medicina puede resultar inútil si no tiene una aplicación práctica. Y es justamente en ese preciso momento, cuando las personas que tengan la posibilidad de practicar *suchi-karma* podrán comprobar su eficacia.

También es en el momento en que el paciente, asistido por su médico, accede al estado de bienestar, en el que se realiza la toma de conciencia de la situación compleja en la que se encontraba inmerso. Para los pacientes es la gran oportunidad de comenzar un nuevo camino, no «hacia» sino «desde» uno mismo, una situación en la que la energía natural del Universo o *prana* comienza a fluir y circular libremente, tanto en el cuerpo físico como en el sutil y emocional, permitiendo así el surgimiento del estado de salud.

La función del médico o terapeuta que utiliza estas técnicas naturales es colaborar a que la persona tome conciencia de su vida, y a partir de entonces, se haga cargo de su existencia. En este proceso, el terapeuta también experimenta la dicha que está inmersa en su ser, ya que encuentra el sentido de su existencia, *dharma* o misión vital, que en su caso consiste en ayudar y ayudarse a vivir plenamente.

A veces se puede caer en discusiones sobre si esta técnica corresponde a un lugar o a otro y sobre a quién le pertenece el conocimiento, pero esto pierde su sentido cuando uno se encuentra cara a cara con el sufrimiento; y en este punto, lo verdaderamente importante es que estos métodos sirvan para mitigar el dolor físico y existencial de las personas.

Aunque este conocimiento se ha mantenido secreto durante mucho tiempo, como una forma de conservar vivas estas enseñanzas, en los nuevos tiempos predominados por la comunicación es una necesidad divulgarlo y hacerlo de uso público, ya que forma parte de nuestro legado como seres humanos.

Estas técnicas deben ser empleadas para mantener la integridad de las personas en aspectos tanto físicos como espirituales y no para manipular o generar más desequilibrios, porque de esa manera volverían a justificar su ocultamiento y no es la tarea adecuada para estas épocas.

Integrar y unificar los conocimiento de salud para que puedan ser accesibles de forma clara y simple a todas las personas, resulta una obligación moral. Basta con pensar en todas las enfermedades y problemas que se pueden evitar utilizando los conocimientos de la acupuntura y las medicinas tradicionales en el ámbito de la práctica médica.

Por todo ello, espero que el siguiente libro sea de utilidad para aquellas personas interesadas en las ciencias de curación. Es mi deseo más sincero que a aquellos que se acercan por primera vez al *suchi-karma* les resulte de mucha utilidad y una fuente de satisfacción personal, como lo ha sido para mí, y para aquellos entendidos en las medicinas naturales, que sirva como estímulo para seguir en el camino.

Me siento muy feliz por haber podido colaborar con el Dr. Frank Ros en la publicación de esta obra *Ayurveda y acupuntura*.

Dr. Carlos D. Chesta
Mayo de 2012
Rosario, Argentina

El doctor Chesta es médico y profesor de Ayurveda en la Universidad Nacional de Rosario, Argentina, y utiliza la marmapuntura en su clínica.

1
Ayurveda y acupuntura: fuentes y antecedentes

Ayurveda

La palabra ***ayurveda*** proviene del sánscrito –de *ayus* que significa «vida» y *veda* que significa «ciencia»– y se traduce como la «ciencia de la vida». El ayurveda es el sistema de medicina tradicional de India, cuya práctica tiene más de siete mil años, y se basa en numerosos métodos de diagnosis y tratamiento que comparten los mismos principios de medicina natural.

La historia del ayurveda se remonta a tiempos inmemoriales y básicamente se encuentra descrita en los *Vedas*, que son los textos más antiguos que existen sobre la vida y la medicina.

Los *Vedas* son escritos sagrados en forma de poemas y cánticos que constituyen una fuente de conocimientos esenciales para la salud del cuerpo, la mente y el espíritu.

Existen cuatro *Vedas* o escrituras mayores que en sus orígenes fueron cuidadosamente memorizados y transmitidos de padres a hijos durante generaciones antes de ser transcritos. Estas cuatro compilaciones mayores son: *Rig Veda*, *Yajur Veda*, *Sama Veda* y *Atharva Veda*; este último contiene referencias de la medicina ayurvédica.

Cuenta la tradición que los conocimientos sobre el ayurveda fueron transmitidos a los *rishis*, o grandes videntes de la antigüedad, en estados meditativos encontrándose cerca del Himalaya o de las grandes montañas del norte de India.

La práctica de la acupuntura surgió a partir de técnicas quirúrgicas en las que los cirujanos hindúes utilizaban agujas. Para el doctor C. Thakkur, reconocido experto y autor ayurvédico, «si nos remontamos a los textos clásicos médicos hindúes, que se supone que fueron escritos aproximadamente hace 7000 años, encontramos que allí se menciona la "terapia de agujas"».

Efectivamente, el *Suchi Veda*, considerado un *upaveda* o escritura secundaria subsidiaria de los *Vedas*, fue escrito miles de años después (hacia

1000 a. C.) y es una compilación completa de las técnicas de punción (acupuntura). Además de la acupuntura, otras técnicas de punción, como la sutura, son mencionadas en este texto, lo que demuestra la conexión irrefutable entre la cirugía y la acupuntura en la antigua India.

La acupuntura fue empleada en India desde tiempos antiguos; algunos estudiosos, como Jayasuriya,[1] creen que la aparición de esta práctica en las inmediaciones de las muy frías laderas del Himalaya fue debida a la falta de disponibilidad de hierbas en esa zona del norte de India.

«La ciencia de la acupuntura tiene sus orígenes en los *Vedas*. La primera referencia a la acupuntura se encuentra en el *Rig-Veda* y en aquel momento existía un texto específico por separado conocido como *Suchi Veda*. En la antigüedad, se utilizaban agujas de bambú o de madera para la acupuntura. Sushruta llama al arte de la acupuntura *vyadhana* o *bhedana karma*».[2]

«El *Suchi Veda* –o ciencia de la terapia de agujas– fue escrito hace aproximadamente 3 000 años y trata en su totalidad sobre la acupuntura. Los hindúes emplean tanto la acupuntura del cuerpo como la de los pabellones auditivos. En la acupuntura corporal, los puntos se denominan marma y se pueden usar para curar o para matar. Como práctica curativa, estos puntos son estimulados con el calor emitido al quemar una hierba [*agnikarma*], son masajeados o punzados con diversos tipos de agujas [acupuntura]. Los métodos son esencialmente los mismos [o similares] a aquellos utilizados por los chinos».[3]

El *Dhanur Veda* es otro *upaveda* y está dedicado a los conocimientos sobre artes marciales. Además de contener instrucciones acerca de los sistemas de armas también incluye técnicas de autodefensa sin armas. Para ello se basa principalmente en los puntos vitales o marmas y en cómo curarlos cuando han sufrido un traumatismo o herida.

Con el tiempo, esta ciencia se denominó *marma adi* y se convirtió en una especialidad. A partir de estos conocimientos se desarrolló el *kalaripayat*, una de las principales artes marciales de la India, similar al *kung-fu* y al *jiu-jitsu*.

Las ocho ramas del ayurveda

Hacia el año 1000 a. C, los principios médicos descritos en los *Vedas* fueron minuciosamente recopilados, sistematizados y difundidos; además, fueron sometidos a rigurosas pruebas para comprobar su eficacia. Esto resultó en la definición de las ocho ramas del ayurveda –*ashtanga ayurveda*– que son: pediatría, obstetricia y ginecología, cirugía, toxicología, enfermedades de la región de la cabeza (ojos, garganta, nariz, oídos, boca y dientes), medicina interna, psiquiatría, rejuvenecimiento (geriatría) y virilización.

También se crearon dos escuelas distintas del ayurveda: la escuela Atreya de médicos y la escuela Dhanvantari de cirujanos. Dhanvantari fue el más antiguo e importante vidente del ayurveda; vivió en la ciudad india de Benarés.

Simultáneamente, otras compilaciones fueron puestas por escrito siguiendo los pasos de los *Vedas* y recibieron el nombre de *samhita*. Solo tres de ellas nos han sido legadas y son conocidas como el Gran Trío.

Las tres *samhitas*

Estas tres compilaciones describieron los conceptos del ayurveda que hasta entonces solo estaban disponibles por escrito en los cuatro *Vedas* y los legaron para la posteridad. Se trata de *Charaka Samhita*, *Sushruta Samhita* y *Hridaya Samhita*.

La *Charaka Samhita* es atribuida al gran médico Charaka y constituye un tratado monumental sobre los conceptos generales del ayurveda, en el que se incluye el conocimiento de hierbas, además de otras terapias.

La *Sushruta Samhita* fue probablemente escrita por el gran cirujano hindú Sushruta (h. 500 a. C.) y es también un trabajo impresionante sobre la cirugía. Algunos de sus conceptos quirúrgicos todavía se evalúan en la actualidad y, en algunos casos, han demostrado ser más efectivos que las modernas técnicas quirúrgicas. Las investigaciones actuales demuestran que la acupuntura ayurvédica o *siravedhana* siempre ha formado parte de la *Sushruta Samhita* dentro de la rama de la cirugía (*shalya chikitsa*).

La tercera de las compilaciones, la *Ashtanga Hridaya Samhita*, es atribuida a Vagbhatta y consiste en una síntesis de las dos obras anteriormente citadas. El autor, Vagbhatta, fue un médico budista que revitalizó el ayurveda con sus escritos.

Siravedhana en la *Sushruta Samhita*

El término acupuntura ayurvédica nos permite diferenciar este sistema de otros como el chino o el japonés y el tratamiento sintomático (moderno) de acupuntura.

En la antigua India, Sushruta utilizó una forma de acupuntura basada en los principios ayurvédicos y en la antigua rama de la cirugía (*shalya chikitsa*) a la que llamó siravedhana y que describió en su texto, *Sushruta Samhita*. Sushruta enseñaba la disciplina siravedhana –punción de las siras con agujas– en la Escuela Dhanvantari de Cirugía.

«Siravedhana [acupuntura ayurvédica] y marma chikitsa [conocimiento de los puntos marma] fueron terapias muy frecuentes y muy aceptadas durante la época de *Rig Veda* y *Atharva Veda* y que florecieron durante el período "Samhita". Es sorprendente leer los detalles del tratamiento que describe Sushruta. La acupuntura [*siravedhana*], tal como la entendemos hoy, es uno de los componentes de la antiquísima shalya chikitsa [cirugía] y es el estudio hindú de la Escuela Dhanvantari».[4]

El trabajo de Sushruta sobrevivió, a pesar de las muchas invasiones que sufrió India y la destrucción de muchos lugares de aprendizaje, incluida la antigua Universidad de Malandar, que contenía miles de libros acerca de prácticamente todos los temas conocidos en aquel momento.

Difusión del ayurveda

El gran impulsor del ayurveda fue el emperador Ashoka (330 a. C.), quien tras convertirse al budismo difundió el ayurveda, no solamente en India sino también en países vecinos, y promovió universidades, hospitales y otras instituciones médicas para instruir a los médicos y enseñar a la población.

Fue aproximadamente en esta época cuando la medicina ayurvédica y la acupuntura llegaron a Sri Lanka junto con el budismo. Al parecer, fue precisamente el hijo del emperador Ashoka, que era monje budista, el primero en introducir este sistema médico en Sri Lanka.

Obviamente, la relación cercana entre India y Sri Lanka durante miles de años, significó que estas técnicas pervivieran en ambos países. «Numerosos documentos acerca de la medicina budista y ayurvédica cingalesa escritos en hojas de palmera (Fig. 1) dan fe del antiguo uso de finas agujas de acupuntura»,[5] como atestiguan los siguientes versos de un antiguo manuscrito (h. 300 a. C):

Sé consciente de lo que el pulso revela
Antes de que apliques
La Ciencia de las Agujas de Iswara,
Revelada en los días pasados.[6]

También los tibetanos recibieron la cultura hindú a través del budismo. Se cree que el concepto budista de no-violencia (*ahimsa*) reprobó la práctica de la cirugía (disección anatómica), pero en cambio permitió que floreciera la acupuntura, ya que esta no suponía la disección anatómica.

Las antiguas grandes universidades de Nalanda y Takshashila, en India, fueron importantes centros de aprendizaje no solamente de medicina ayurvédica, sino también de acupuntura ayurvédica.

El presente

Durante los años de dominio británico, el ayurveda fue prohibido y se perdieron muchas prácticas y conocimientos nativos. Pero tras lograr la independencia, el ayurveda fue de nuevo promovido y en 1972, el gobierno indio aceptó oficialmente la famacopea ayurvédica. Más recientemente, en 1995, se concedió al ayurveda el mismo estatus que a la medicina ortodoxa, de manera que se empezaron a distribuir los fondos gubernamentales de manera equitativa entre universidades, escuelas médicas y hospitales ayurvédicos y su contraparte convencional.

En la actualidad, los numerosos estudiosos del ayurveda y la acupuntura han comenzado a descifrar algunos de los más profundos significados que se encuentran detrás de muchos términos de la *Sushruta Samhita*. Los recientes descubrimientos son numerosos y aportan gran cantidad de conocimientos, específicamente sobre cirugía y acupuntura.

Acupuntura ayurvédica

La palabra acupuntura deriva del latín *acus* (aguja) y *pungere* (punción), y significa «punción con agujas». Así pues, entendemos por acupuntura ayurvédica el sistema de medicina tradicional de India consistente en punzar puntos vitales y estratégicos de presión en el cuerpo para curar o prevenir enfermedades.[7]

Las agujas de acupuntura (*suchi*) son insertadas en diversos puntos del cuerpo que reciben el nombre de marma en sánscrito. Los puntos marma se pueden usar para curar o para matar. Como práctica curativa, son estimulados con el calor emitido al quemar una hierba, «son masajeados o punzados con diversos tipos de agujas, en el caso de la acupuntura. Los métodos son esencialmente los mismos [o similares] a aquellos utilizados por los chinos».[8] Los marmas están conectados por un hilo o canal común que se denomina *nadi*, como las perlas de un collar. Sushruta también llamó a estos puntos de presión siras. Por cada uno de estos canales o nadi circula la energía vital o *prana*, que se concentra en cada punto vital.

¿Cómo actúa la acupuntura? Una enfermedad es simplemente un desequilibrio entre esta energía o prana y su transmisión por las nadis. Mediante la punción en los puntos vitales se puede equilibrar la energía y por ende restablecer la salud.

El maestro Sushruta explica en la *Sushruta Samhita* que existen setecientas siras –o acupuntos– en el cuerpo que se insertan en los veinticuatro canales o meridianos (*dhamani*) de prana. El médico utiliza las agujas con cuidado para punzar la sira apropiada que actúe sobre el malestar del paciente. Esto causa una reacción en la sira que se transmite por el cuerpo vía el prana y fluye por los canales pránicos (*dhamani* y *nadi*). La reacción puede ser tanto remota como local en la sira punzada; esto es lo que permite tratar un órgano como el hígado punzando una sira en el pie.

La acupuntura india es llamada acupuntura ayurvédica pues el conocimiento fundamental requerido para comprender y emplear esta práctica comparte los orígenes y las características básicas del ayurveda; utiliza los mismos conceptos de energías, humores, elementos, órganos y tejidos y se basa en la teoría del *tridosha*, los cinco elementos. También comparten las mismas formas de diagnóstico, así como su concepción del mundo y de la naturaleza, por lo tanto es razonable llamarla acupuntura ayurvédica.

Esta terapia suele usarse en combinación con tratamientos de masaje, hierbas medicinales y *panchakarma*. Es un mismo sistema que varía solo por la aplicación de agujas en los puntos (*sira*) y zonas (*marma*) donde otros suelen practicar el masaje.

Además, como ya hemos visto, la acupuntura es una disciplina relacionada con la cirugía ayurvédica, una de las ocho ramas reconocidas del ayurveda.

Originariamente, las agujas utilizadas en la acupuntura ayurvédica estaban fabricadas de piedra y madera y solo más tarde empezaron a hacerse en metal.

Como señala el Dr. Nagpal,[9] algunas de estas agujas «de diferentes tamaños y hechas de hierro, cobre y bronce» han sido encontradas donde estaba ubicada la antigua Universidad de Takshashila (Taxila), en India.

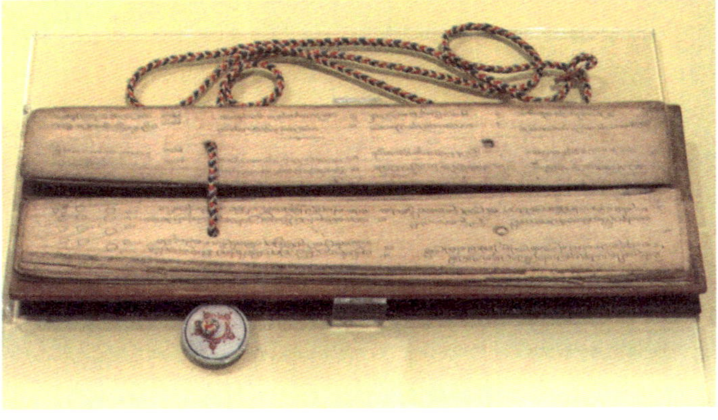

Figura 1: Antiguo manuscrito de hoja de palmera de Sri Lanka

Aclarando conceptos: sira, dhamani, nadi y marma

Sira

La palabra sánscrita *sira* ha sido habitualmente traducida por «vena». Este error de interpretación hizo que no se otorgara a la acupuntura ayurvédica su auténtica dimensión.[10]

«Las ideas rígidas y equivocadas reinaron y arruinaron la gran ciencia del ayurveda, y además la falta de disponibilidad de diagramas e ilustraciones también tuvo incumbencia. Esta es la razón por la cual aún hoy *dhamani* y *sira* son equivocadamente interpretadas como arteria y vena que transportan sangre».[11]

Por lo tanto, cuando alguien no familiarizado con el tema traduce «punzar una vena o sira», se puede entender fácilmente como sangría, un proceso por el cual una vena es punzada para liberar sangre con fines terapéuticos. En realidad, para el ayurveda, la sangría recibe el nombre de *rakta moksha*.

La sira es un punto en la superficie de la piel, o punto de acupuntura. Esta sira es muy parecida a un tubo que conecta la parte externa de la piel con su destino final en un canal más profundo y por donde circula la energía vital conocida como prana o *rasa*.

Al pinchar con una aguja el punto sobre la piel, estimulamos este pequeño canal (*sira*) que conecta con el canal más profundo (*dhamani*) y el cual eventualmente estimula otras estructuras orgánicas (por ejemplo el corazón, hígado, etc.) por medio del prana o rasa (Fig. 2).

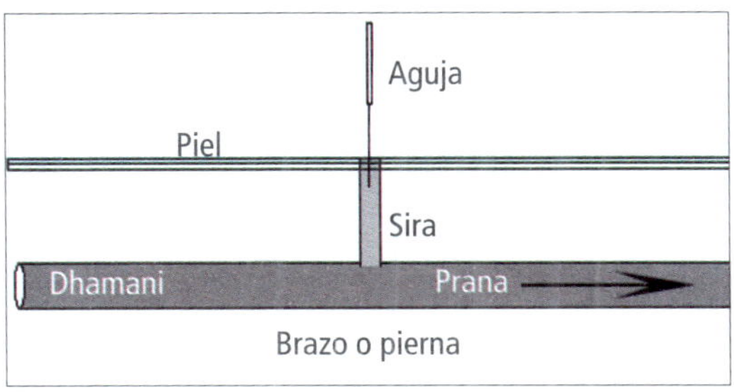

FIGURA 2: ESQUEMA DE LA PUNCIÓN EN UN PUNTO (SIRA) Y LA RELACIÓN CON EL CANAL (DHAMANI)

Dhamani

La palabra *dhamani* ha sido habitualmente mal traducida por arteria, cuya función es la de transportar sangre. Sushruta definió dhamani (y sira) como el canal que transporta *rasa*, el micro nutriente invisible, tradicionalmente llamado prana, *ki* o *chi* en Oriente.

Según la *Sushruta Samhita*, «es el rasa lo que fluye en la dhamani y no la sangre».[12]

«La esencia sutil de los cuatro tipos de alimentos que ingerimos fluye por estas dhamanis; los chinos la llaman Qi [prana], Acharya Sushruta la llama la fuerza vital más sutil (*param sukshma rasa*)».[13]

Por lo tanto, las dhamanis son canales o meridianos invisibles principales que conectan con estructuras como el hígado o los riñones y mediante las cuales se puede actuar terapéuticamente en el funcionamiento de estos órganos.

Sushruta explica que existen veinticuatro dhamanis en el cuerpo humano y que están relacionadas con los doce órganos (hígado, riñón, corazón, etc.), a razón de dos dhamanis por órgano; uno que fluye por el lado izquierdo y el otro por el derecho del cuerpo, de manera que cada órgano influye sobre ambos lados del cuerpo humano. Así, el corazón tiene un meridiano o dhamani en el brazo izquierdo y uno en el brazo derecho; ambos se conectan en el corazón.

Nadi

La palabra *nadi* significa «tubo o caño hueco» y siempre se ha pensado que describe los canales que transportan el prana o fuerza vital a diversas estructuras como los marmas. En este libro, ambos términos, nadi y dhamani, son generalmente intercambiables. Todas las dhamani son formas de nadis, pero no todas las nadis son dhamanis. Para ser técnicamente exactos, las nadis son los meridianos que transportan prana a los ciento siete puntos marma y a los chakras, así como a los órganos de los sentidos –por ejemplo, órganos de la vista–, mientras que las dhamanis se refieren a los meridianos que transportan prana a las aproximadamente setecientas siras o puntos de acupuntura –algunas de las cuales están en áreas de marma– insertadas en un canal cuyo flujo entra o sale de un órgano, por ejemplo, el hígado.

Los dos canales o meridianos adicionales conocidos como vaso concepción (VC) –*artava nadi*– y vaso gobernador o ministro (VG) –*shukra nadi*–, no están relacionados directamente con ninguno de los doce órganos y son llamados nadi en vez de dhamani. Esto es probablemente debido a la delegación de importancia, o sea, que las interacciones de las nadis se consideran más complejas que las de las dhamanis.

Además, el flujo a través de los meridianos de los órganos es circular y forma un circuito cerrado, mientras que el flujo a través de las nadis vaso concepción y vaso gobernador tiene su propio circuito cerrado.

Marma

Los marmas son grandes centros de acumulación de prana, y por ello zonas mucho más sensibles al trauma y las heridas. Los marmas siempre comprenden una sira o más, mientras que las siras no siempre están asociadas a uno de los ciento siete marmas; es más, algunos marmas tienen una misma sira en común.

Sushruta trató a muchos guerreros con heridas letales en los marmas, y de ahí su inclinación a garantizar que los marmas no fuesen lastimados en las batallas ni en los tratamientos de cirugía u otras terapias invasivas.

Los marmas son, por tanto, zonas del cuerpo específicas más susceptibles a las heridas, mientras que las siras son estructuras en forma de tubo que transportan el prana desde las dhamanis o meridianos hacia la piel, en la superficie exterior del cuerpo, donde terminan en una pequeña zona o punto específico. Este es el punto donde punza la acupuntura ayurvédica.

«Mientras los marmas más pequeños pueden ser llamados puntos, los marmas más grandes son más exactamente descritos como regiones o zonas».[14] Los puntos reciben el nombre de siras y las zonas, el de marmas, pues contienen una o más siras.

Conclusión

A medida que nuestro mundo se dirija hacia un sistema de medicina integral, la adaptación del ayurveda y de la acupuntura ayurvédica se convertirán en pilares fundamentales para su desarrollo. Como parte importante de este sistema, los profesionales de ayurveda podremos mejorar la salud general utilizando esta ciencia de salud natural tan antigua como vigente.

El motivo de cualquier ciencia es investigar y expandir más el conocimiento original existente sumando otros nuevos, por ello, la práctica de la medicina ayurvédica no puede permanecer hoy como antaño en India. Como una ciencia viva y muy valiosa, debe ser adaptada a las circunstancias y a los lugares en donde sea necesario practicarla, mejorándola con conocimientos adecuados.

2
La energética del ayurveda

Prana: la energía sutil

La acupuntura ayurvédica, así como el mismo ayurveda, se fundamenta por completo en el concepto de prana, que es la energía sutil que mantiene a todos los seres vivos y sanos. El prana en el ayurveda es el equivalente al concepto chino y oriental del *chi*.

Para Dash[15] el prana es un tipo sutil de bioenergía que también se conoce como fuerza o impulso vital. Esta fuerza vital mantiene vivas a las personas y a otros seres, además de los vegetales. De hecho, cuando una persona ingiere vegetales frescos –verduras, frutas–, incorpora prana, que luego es absorbido por el cuerpo para desempeñar sus funciones vitales. El prana también penetra en el cuerpo a través de la respiración, como muestra su etimología, ya que proviene de la raíz sánscrita *an*, que significa «inspirar».

Para Svoboda,[16] «uno recibe el prana, la fuerza vital, tanto del aire como de los alimentos. El cuerpo se sentirá con menos apetito si la respiración es buena, ya que dependerá de una menor cantidad de alimentos para incorporar el prana». Por ello, los alimentos que han sido cocinados o calentados en un horno microondas tienen una menor cantidad de prana, dado que este se disipa al emplear este método. Además, una deficiencia de prana en los alimentos –ya sean precocinados, procesados o cocinados en microondas– puede provocar obesidad, ya que la persona necesita comer más para compensar la falta de prana.

Después de ingresar en el cuerpo, el prana circula a través de varios canales sutiles o nadis, luego pasa a los meridianos de los órganos o dhamanis y a través de estas llega a los puntos o siras (canales en miniatura) para poder así controlar, estimular y mantener vivo el organismo. Tal como explica Iyengar[17] «las nadis [canales de bioenergía] penetran el cuerpo desde la planta de los pies hasta la coronilla de la cabeza... en ellos está el prana, el aliento de vida».

«Prana es la energía que permea el Universo en todos los niveles. Es la energía física, mental, intelectual, sexual, espiritual y cósmica. Todas las energías vibrantes son prana. Es el movimiento primordial de toda actividad. Es la energía que crea, protege y destruye».[18] Por consiguiente, el prana es la fuerza o impulso subyacente a todos los seres vivos y es fundamental para sostener la vida.

Una vez ha ingresado en el cuerpo, el prana asume cinco funciones distintas, que Feuerstein[19] define como:

- Prana: la fuerza vital que se incorpora al cuerpo
- Apana: la fuerza vital que se expulsa
- Vyana: la fuerza vital que se difunde y circula
- Samana: la fuerza vital que asimila los alimentos
- Udana: la fuerza vital relacionada con la producción del lenguaje

Frawley[20] explica que «toda la energía material es un desarrollo de energía pura, que es en sí misma el poder de la vida», de manera que el prana está involucrado en todas las funciones vitales de los seres humanos. De hecho, es la matriz sobre la que se desarrollan las otras energías conocidas en el ayurveda como los tres humores (*tridosha*) y también los cinco elementos (*pancha mahabhutas*).

Antiguamente, el ayurveda consideraba que la pura energía (*prana*) y la pura conciencia (*Purusha*) estaban juntas e interrelacionadas y que ambas estaban contenidas dentro del mismo vehículo físico que es el cuerpo. «Toda energía encierra el funcionamiento de una voluntad consciente. La energía es voluntad en acción en el mundo exterior. Tras la voluntad está la sensibilidad o la consciencia como poder de determinación. Prana es también Purusha; la energía también es el Espíritu Primordial».[21]

Purusha puede verse afectado tanto por ideas como por acciones psicológicas o espirituales correctas o no, las cuales de esta manera son capaces de conducir al cuerpo hacia la salud o hacia la enfermedad.

Charaka aclara este tema cuando hace referencia a las diferencias entre la consciencia (*Purusha*) y la energía (*prana*), ya que él considera que Purusha es diferente de los «seis elementos» –los cinco elementos más prana–, los cuales de todas formas surgen de Purusha. «Purusha consta de seis *dhatus* (elementos) a saber, cinco mahabhutas (en su forma sutil) y consciencia».[22]

Charaka, influenciado por la filosofía Samkhya, consideraba que la consciencia era parte de prana y prana parte de la consciencia, de acuerdo con las creencias religiosas de la época.

Así pues, la importancia del prana es total, «gobierna todas las actividades cerebrales superiores. Las funciones de la mente, la memoria, el pensamiento y las emociones están todas bajo el control de prana».[23]

Por lo tanto, el prana está implicado en las enfermedades, tanto psíquicas como del cuerpo físico. Y por ello, las terapias que incluyen el tratamiento de prana también pueden emplearse para las enfermedades psicológicas.

El prana es la fuerza que rige todas las acciones de los organismos vivos y está subyacente en todas las acciones en el Universo. En la atmósfera, es la fuerza impulsora del viento (*vayu*), y en el cuerpo, es la fuerza del viento interno llamada *vata*. Aparece tanto a nivel atómico como molecular y también subatómico, ya que el movimiento dentro del átomo (por ejemplo, el de los electrones) está relacionado con prana y vayu (viento).

Acharya Sushruta, padre de la cirugía, lo llama *param sukshma rasa*, y dice de él: «La función de *param sukshma rasa* (*prana*) es nutrir el cuerpo de manera continua durante las veinticuatro horas [del día]. A través del meridiano del riñón nutre los oídos, en tanto que por el de la vesícula biliar nutre los ojos. Este rasa es responsable del crecimiento, sustento de la fuerza vital del cuerpo y de la curación de las enfermedades, por lo tanto es esencial para los tratamientos. Su función está a un nivel subconsciente y no puede ser medida de forma objetiva. De acuerdo con Sushruta, su mecanismo de acción no puede ser conscientemente definido».[24]

Prana y acupuntura

Dado que el prana se obtiene fundamentalmente a través de la respiración y es transportado por las moléculas de oxígeno, es lógico realizar ejercicios de respiración para controlarlo. Pero el prana también puede ser controlado mediante la acupuntura o cualquier terapia que influya sobre el flujo de la energía pránica. En consecuencia, marma chikitsa o chikilsa, que incluye las técnicas de acupuntura y el masaje de los puntos marma puede también ser considerado una forma sutil de *pranayama*.

La acupuntura ayurvédica es fundamentalmente un sistema basado en la energía, que considera que todas las cosas son una manifestación real de la energía (*prana*), que a su vez deriva de la pura consciencia (*avyakta*), surgida esta de la unión de la consciencia universal elemental, o Purusha, y la materia primordial, o Prakruti.

El cuerpo humano es, de hecho, un reflejo del Universo y es a través de su energía que surgen todas las cosas vivas.

El propósito de la acupuntura ayurvédica consiste, pues, en devolver el equilibrio al cuerpo (un microcosmos) y ponerlo en armonía con el Universo (el macrocosmos). Esto se logra gracias a la manipulación de la energía mediante las agujas de acupuntura (*suchi*) insertadas en distintos puntos estratégicos (*sira*), que se ubican en meridianos (*dhamani*). El resultado de esta acción es la generación de un estado interno de salud o reequilibrio (homeostasis).

Los cinco elementos (*pancha mahabhutas*)

Además de la energía pránica también existen otros cinco elementos primordiales que conforman el substrato básico del Universo. Estos cinco elementos forman parte de la materia –el aspecto más burdo de la ecuación cósmica– y sus atributos son progresivamente más físicos, según consideraciones de Charaka. Estos elementos primordiales son los estados gaseoso, radiante, líquido y sólido de la materia y están representados por el viento/aire, el fuego, el agua y la tierra, respectivamente, siendo el éter el quinto elemento, el que representa el aspecto etéreo de la materia.

Es interesante recordar que este conocimiento de los cinco elementos fue introducido por Tsou Yen en la medicina china hacia 200 a. C, después de recibir este concepto ayurvédico a través del budismo.

«Los importantes trabajos (*samhita*) que forman el cuerpo de medicina ayurvédica, fueron fundados (igual que las otras cuatro ciencias de India) sobre las teorías de la respiración, de los humores [VPK] y de los elementos constituyentes del microcosmos y el macrocosmos. Este concepto es totalmente diferente a la hipótesis china, que se refiere solo a los dos principios (*yin-yang*) y los ochos trigramas para explicar la perpetua transformación de las cosas, tanto en el mundo físico como moral.

Tsou Yen (h. 305-240 a. C) trató de amalgamar las ideas chinas con nuevas nociones del Oeste que probablemente recibió de visitantes de India. De esta forma, introdujo una importante innovación en China, esto de los cinco elementos (*wu-shing*) y su circulación, su destrucción y la génesis de estos cinco agentes naturales».[25]

En Japón, que también incorporó el budismo y los principios del ayurveda, los cinco elementos reciben el nombre de *godai* que significa los «cinco grandes».

Todas las formas materiales están constituidas por estos cinco elementos, pero en diferentes proporciones, y de esta manera brindan a las sustancias sus estructuras y cualidades reconocibles. Por ejemplo, una piedra tiene lógicamente una proporción mayor del elemento tierra. Pero también debe tener algo de agua para que las partículas de tierra se cohesionen; además, debe contener algo del elemento fuego –en general proporcionado por el Sol–, ya que de no ser así, la piedra no tendría temperatura y estaría totalmente fría. Además, y como demuestra la ciencia, nada en el Universo material es totalmente sólido y existen «espacios» entre las diversas partículas atómicas que constituyen la materia, a pesar de que las percibimos como sólidas.

En su función de generar vida, el prana fluye desde la existencia sutil hasta la esfera física y permite que se desarrollen los cinco elementos. Estos aparecen siguiendo un orden progresivo desde lo sutil a lo burdo o grueso: éter, viento, fuego, agua y tierra. Para el ayurveda estos son los cinco grandes elementos (*pancha mahabhutas*).

En su origen, estos cinco elementos son de una naturaleza muy sutil, no pueden ser percibidos y reciben el nombre de *tanmatras* –o cuantos de energía. Sin embargo, al desarrollarse en la naturaleza, devienen cada vez más físicos hasta que los podemos percibir con el ojo humano. En este punto son denominados *mahabhutas*. Los mahabhutas forman el mundo material, pero también necesitan del prana para generar movimiento y, específicamente, para mantener la vida. Como ejemplo, no hay duda de que el agua existe en la humedad del aire aunque no pueda ser vista, ya que constituye una forma muy sutil de este elemento. Cuando esta se condensa, forma gotas de agua o lluvia que sí pueden ser observadas.

Cada elemento está específicamente relacionado con uno o más órganos o tejidos, así como con la formación y regulación de fuerzas o energías adicionales en el cuerpo, como son las tres energías humorales (*tridosha*), la inmunidad (*ojas*) y el metabolismo (*agni*). Así por ejemplo, podríamos definir agni, como prana más fuego.

Éter

Akasha en sánscrito –de *kash*, «espacio, aquello que no tiene resistencia»–, el éter es el principal elemento y el más sutil. Es el primero que se conecta con el prana en el desarrollo del cuerpo. Es el espacio o área (matriz) en que circulan los electrones dentro del átomo. Éter también significa «espacio» y conforma la trama sutil sobre la que posteriormente se construye el cuerpo.

Aunque se suele llamar quintaesencia a lo primordial, en realidad se trata del quinto elemento o éter. En marmapuntura, la energía primordial es el prana, pero para los antiguos, el elemento primordial, la base de la materia, era el éter, lo que demuestra la importancia que le otorgaban.

El éter era considerado de naturaleza esencialmente gaseosa, radiante, lo que no es muy diferente del éter más físico, que es una forma de alcohol y gas anestésico.

La fórmula química del éter (éter de dietílico) es la siguiente: CH3-CH2-O-CH2-CH3.

Las cualidades del elemento éter son las mismas que las del alcohol: fuera del cuerpo enfría y seca; mientras que dentro del cuerpo, en la proximidad del fuego, es secante y caliente.

El éter es la materia que se prende al acercar una llama, se hace luminoso. El éter, con sus cualidades originales frío y seco, aporta materia al fuego, igual que la madera a una hoguera.

Como veremos más adelante, estas cualidades pueden provocar la desarmonía en el cuerpo, pero también pueden hacer que la recupere.

Viento

En sánscrito *vayu* –de *va*, que significa «movimiento, oscilación, vibración», el viento o aire, es el inductor de la acción o del movimiento, no solo físicamente sino también en los aspectos más sutiles, como por ejemplo, el movimiento de los pensamientos. A menudo, una perturbación del viento puede causar tanto la falta de movimiento como el exceso, por ejemplo, un tornado. Lo mismo sucede en el cuerpo, puede producirse una falta o un exceso de movimiento o acción.

El viento, que contiene prana, está representado por el movimiento en el átomo, especialmente de los electrones, que circulan orbitando alrededor de su núcleo.

En el cuerpo, el viento posee las cualidades generales de enfriar y secar, de forma similar a las cualidades fundamentales del éter. El viento o aire participa en la transmisión de impulsos nerviosos, en el movimiento de las articulaciones y de los músculos, en la circulación de ideas en el cerebro; es necesario para que se produzca cualquier acción.

Fuego

El tercer elemento en orden de sutileza es *tejas* –fuego o radiación–; se origina con el movimiento de las partículas primordiales, que resulta en fricción o calor. La cualidad del fuego es, obviamente, el calor, pero también es secante y, por tanto, similar a las cualidades secundarias del éter.

El fuego interviene en el «proceso de cocción» del cosmos y del microcosmos (cuerpo). El fuego permite modelar y dar la forma adecuada a la materia, del mismo modo que la masa nunca se transformaría en torta si no se cociera.

El fuego también interviene en el metabolismo del cuerpo y en el sistema hormonal, que requiere en gran medida del fuego. Así, por ejemplo, una actividad excesiva de la hormona tiroidea puede acelerar el metabolismo, lo que se traduce en pérdida de peso y sensación de calor.

El fuego es la energía potencial (o latente) alojada en el átomo; si se libera violentamente produce un calor extremo, como por ejemplo, una explosión nuclear.

Agua

El agua, *jala* o *ap* en sánscrito, es el elemento que proporciona cohesión y permite la fluidez en el cuerpo. Favorece el transporte de los nutrientes, por ejemplo, en la sangre y el plasma, y previene la acumulación excesiva de los otros elementos. Las cualidades del agua evitan la rigidez y falta de movimiento, por ejemplo, de una piedra.

El agua permite mantener el cuerpo a la temperatura adecuada y tiene la acción primordial de controlar el fuego. Cuando hay una deficiencia de agua en el cuerpo, aumenta la sequedad, la rigidez y la congestión de la circulación de la sangre, ya que esta se espesa cuando le falta agua, en forma similar a lo que produce el viento.

El agua es el elemento más común en el cuerpo humano y por lo tanto está relacionada con la mayoría de las actividades del cuerpo. Ayuda a eliminar las impurezas del cuerpo (toxinas) que son producidas ya sea como un derivado de la digestión celular (endotoxinas) o por la absorción de material inadecuado para el cuerpo (exotoxinas). Este proceso de eliminación lo llevan a cabo los riñones.

El agua también interviene en el proceso de asociación de ideas relacionadas en la mente y permite el flujo apropiado de pensamientos, lo que finalmente se encuentra en el inicio de la creación y desarrollo de innovaciones e inventos.

El agua es la fuerza o energía de cohesión entre las diversas partículas atómicas (protón, neutrón, electrón) y entre unos átomos y otros. Es el elemento principal de *kapha*, que es tierra y agua, también es un elemento importante de *pitta*, que es fuego y agua, y es el elemento esencial de vata, ya que una carencia de agua equivale a un aumento de vata, aparte de que la eliminación de líquidos es una función de vata que realiza especialmente por medio de los órganos de la zona vata del cuerpo, situada por debajo del ombligo.

Tierra

En sánscrito *prithvi*, la tierra es el aspecto concreto de la naturaleza o el estado sólido de la materia. Este elemento favorece el crecimiento y la solidez, y es necesario para la gestación de los seres vivos. Evita que el cuerpo se desplome como una gelatina, ya que le proporciona estabilidad. Está relacionado con el sistema músculo-esquelético, que es el que da la estructura al cuerpo.

El elemento tierra en exceso produce rigidez en las articulaciones corporales y dificulta su movimiento. Además, favorece el aumento de peso por el músculo, la grasa o ambos. También puede provocar exceso de vello corporal.

Cada uno de los elementos se desarrolla desde lo más sutil a lo más físico en el orden antes descrito. El prana fluye a través de cada uno de ellos y participa de todos los procesos.

«El ayurveda concibe el cuerpo humano y sus experiencias sensoriales como manifestaciones de la energía cósmica [prana] expresada en los cinco elementos... estos elementos surgen de la pura consciencia cósmica».[26]

Los ciclos del prana y los cinco elementos

Según Charaka y otros autores, la pura conciencia (Purusha) creó el cosmos por medio de energía (*prana*) y materia (*akasha*). Una vez completó esta primera etapa, continuó su evolución hasta la creación de la vida. Esto fue así gracias a la generación de movimiento entre la energía (*prana*) y las partículas de materia (*akasha*). Este movimiento, una forma de viento sutil, hizo que surgiera el segundo elemento físico, que es el viento. Este elemento fue llamado *vayu*, que significa «viento». Es también el vehículo mediante el cual el prana descendió por completo del reino sutil al universo físico vital y el cuerpo. Como señala Svoboda, el prana está contenido en las moléculas de oxígeno y consecuentemente es tomado por el cuerpo a través del aire (viento).

El viento, mediante su movimiento, también provocó una fricción entre las partículas de materia, que generó calor, es decir, fuego. El fuego a su vez fundió algunas de las partículas existentes para formar un tipo especial de líquido, que el ayurveda considera el generador del agua, y que al mezclarse con partículas existentes de materia produjo una especie de barro, que al solidificar formó la tierra. Esta etapa final se completó cuando comenzó la vida.

Así pues, el prana surgió primero y estuvo presente en todo este proceso, además de ser la causa y el impulsor de él. Los cuatro elementos aparecieron en orden del más sutil –éter– al más burdo o grueso –tierra.

El alma [o sea prana] se une con akasha [éter]
y luego lo hace con los otros cuatro bhutas [elementos]
cuyos atributos se manifiestan progresivamente.
CHARAKA[27]

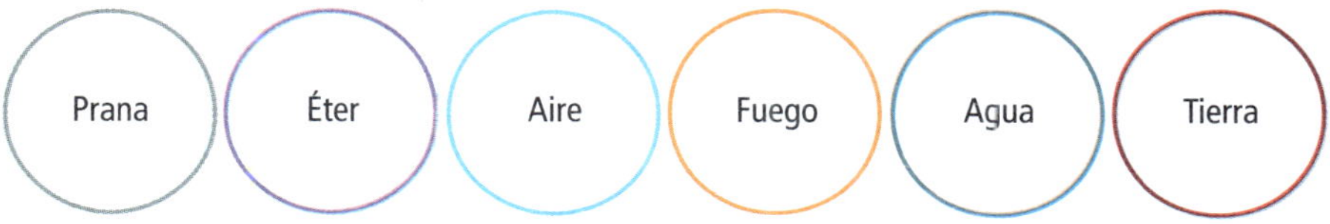

FIGURA 3: PROCESO DE CREACIÓN MEDIANTE PRANA Y LOS CINCO ELEMENTOS

La rueda de creación (*nirvana chakra*)

En ayurveda, este proceso, conocido tradicionalmente como la rueda de la creación, ha sido claramente descrito por Charaka y coincide con el concepto budista de la rueda de la vida que se representa por medio de una rueda de carro con doce rayos conectores.

La rueda de la creación (*nirvana chakra*) está representada por una rueda de cinco rayos, uno por cada uno de los cinco elementos. El concepto que refleja esta rueda forma parte de un paradigma médico de tipo holístico que es esencial para comprender la acupuntura, sobre todo desde la perspectiva ayurvédica.

La rueda de la creación explica que cada elemento fue creado a partir del elemento previo más sutil:

+ sutil					+ burdo
Bioenergía (*prana*)	Éter (*akasha*)	Viento (*vayu*)	Fuego (*tejas*)	Agua (*ap*)	Tierra (*prithvi*)

Reproducción humana

El ciclo reproductivo humano refleja la rueda de la creación –reproducción– manifiesta a través del acto sexual y la concepción, como ya enseñó Charaka:

El embrión está formado por los cinco mahabhutas (elementos) a saber, éter, viento, fuego, agua y tierra y sirve como receptáculo para la conciencia. El alma (es decir, el elemento consciente [= prana]) constituye el sexto elemento responsable de la formación del embrión.

CHARAKA[28]

Veamos esta rueda de creación humana:

- El varón tiene polaridad positiva y es la energía del prana en la rueda de la creación.
- La mujer tiene polaridad negativa y es el éter o materia, el segundo elemento en cuanto a su cualidad de sutil.
- Mediante el movimiento que se produce en el acto sexual entre el hombre y la mujer, en el que prana se une con akasha, se manifiesta el viento (movimiento).
- Por este movimiento se crea una fricción (fuego) que resulta en el orgasmo.
- El agua aparece con el fluido reproductivo liberado por el varón en el momento de la eyaculación, y que luego se une con el producto liberado por la mujer (óvulo).
- De esta unión se forma un feto (tierra). Cuando el individuo se convierte en adulto, el proceso se repite al unirse el hombre (*prana*) con la mujer (*akasha*) en el acto sexual.

CICLO DE CREACIÓN HUMANA

prana	hombre	polo positivo
éter	mujer	polo negativo
viento	coito	movimiento
fuego	orgasmo	fricción
agua	eyaculación	fluidez
tierra	concepción	consolidación

Rueda de disolución

Cuando la salud de un ser vivo se ha deteriorado y este finalmente muere, comienza el proceso de disolución, que implica la separación de los cinco elementos después de que el prana físico ha regresado a su fuente de energía, donde se originó. Esta es la etapa terminal de la vida.

Feuerstein explica el proceso de disolución de la vida, de acuerdo con el *Mahanirvana Tantra*, del siguiente modo:

«El elemento tierra se disuelve en el de agua, el agua en el fuego, el fuego en aire [viento], el aire en éter, el éter en la experiencia del Ego (*ahamkara*) reflejada por el prana, este en el gran principio conocido como Mahat, este en la Sustancia Universal (Prakruti) y la Sustancia Universal en el Ser trascendental o Brahman».[29]

De hecho, el retorno cíclico de los cinco elementos a la fuente del prana mediante la disolución toma una dirección opuesta a la del ciclo de su creación. Este ciclo inicia la reacción desde lo más físico (tierra) a lo más sutil (éter), para luego alcanzar su fuente pránica. Para la filosofía hindú, el objetivo es seguir al prana en su camino de regreso hasta su fuente de origen, el Creador (Brahman).

Rueda de destrucción (*vinasha chakra*)

Como acabamos de señalar, la rueda de disolución es el proceso físico y estructural por el cual todas las formas de la materia y las energías se separan y regresan a su forma de energía pura, también considerada consciencia. Sin embargo, existe otro tipo de rueda que trata de la disolución, pero en este caso se refiere al proceso funcional –de enfermedad– por el cual la energía regresa a su forma más pura. Esta es la llamada rueda de destrucción (*vinasha chakra*) y describe el método por el cual el cuerpo se destruye progresivamente a sí mismo, por culpa de una enfermedad o padecimiento, antes de que el prana abandone el cuerpo. Aunque ambas ruedas están relacionadas con los elementos en la misma secuencia o interrelación, la dirección de la destrucción (enfermedad) se asemeja a la rueda de creación, ya que el proceso funcional es opuesto al proceso estructural.

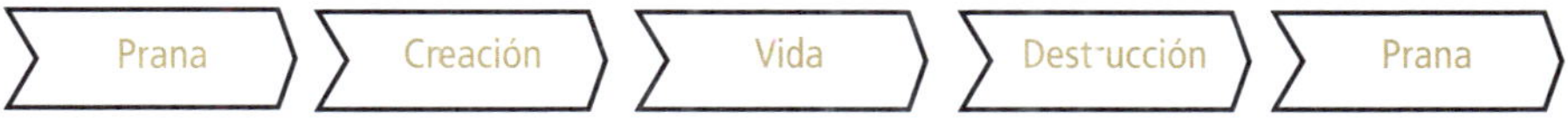

FIGURA 4

La enfermedad suele comenzar con un desequilibrio de prana (sutil) y se convierte progresivamente en algo cada vez más físico. Esto significa esencialmente que un problema que comienza por ansiedad (sutil) afecta al prana, y con el tiempo resulta en una enfermedad más física, crónica, como puede ser el cáncer.

Kulkarni explica que «el vata en desequilibrio [= prana] ha sido descrito como la causa principal de todas las enfermedades físicas».[30]

A medida que la enfermedad se torna más grave, también se convierte en más física; comienza con el prana (*vata*) y termina en la tierra, que es el elemento más físico.

La secuencia de la enfermedad (rueda de destrucción) demuestra los mismos elementos y en el mismo formato que la rueda de creación. Ambas son por lo tanto idénticas, ya que son la representación física del prana en la vida cósmica, aunque una es el comienzo y la otra el final, es decir, los aspectos normales pero opuestos de la vida (creación – destrucción). A esto se refiere Charaka cuando dice que «el Universo gira desde la etapa no manifestada a la manifestada [creación] y luego de nuevo desde la etapa manifestada a la no manifestada [destrucción]».[31]

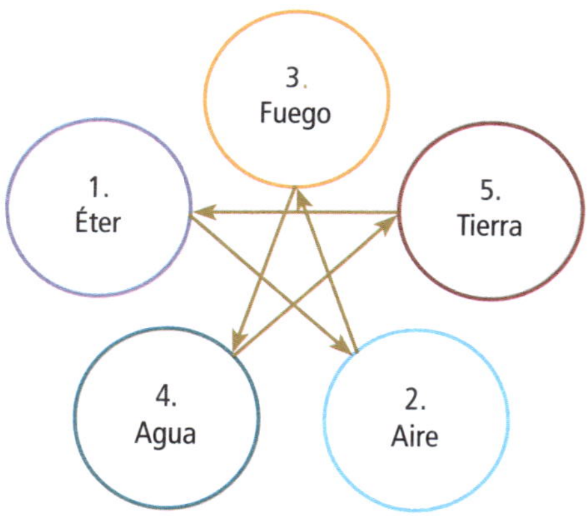

Figura 5: Rueda de destrucción

Purificación

Los elementos tienden a purificarse uno al otro. En la acupuntura ayurvédica este ciclo es también llamado rueda de destrucción. En general, cuando un elemento destruye, aunque levemente, la calidad de otro tiende también a purificarlo. Así, por ejemplo, el agua destruye y purifica la tierra, ya que el flujo de agua controla la rigidez natural de la tierra evitando así que una persona con exceso de tierra no pueda moverse.

Ruedas o ciclos

Creación	Disolución	Destrucción
prana	tierra	prana
éter	agua	éter
viento	fuego	viento
fuego	viento	fuego
agua	éter	agua
tierra	prana	tierra

Los elementos que se purifican y destruyen de forma cíclica son (Fig.5):

- el éter purifica el viento
- el viento purifica el fuego
- el fuego purifica el agua
- el agua purifica la tierra
- la tierra purifica el éter

El éter purifica el viento

El viento (aire) tiende a perder su frescura cuando está encerrado en un espacio confinado. El espacio o éter brinda al aire la oportunidad de moverse, dado que su cualidad fundamental es el movimiento. La congestión en el cuerpo puede estar causada por bloqueos en los canales del cuerpo (*srotas*, *dhamani* y *nadi*) debidos a un exceso de tierra que disminuye el espacio para que circule el viento. Para desbloquear los canales se puede aumentar este espacio (éter) y también consumir alimentos con mucho éter –que aumentan vata– que facilitarán el movimiento y, por ende, la libre expresión del viento.

El viento purifica el fuego

El fuego puede ser destruido o purificado por el viento o aire, como sucede cuando una fogata al aire libre se apaga cuando el viento cambia de dirección. El aire también puede ayudar a limpiar y purificar el fuego sucio (humo). Esto es importante en el cuerpo y especialmente para el agni del aparato digestivo (*jatharagni*), el del hígado (*bhutagni*) y el fuego mental (*tejas*)

El fuego purifica al agua

El agua puede ser destruida y/o purificada por el fuego. La esterilización (purificación) del agua puede lograrse al hervirla gracias al fuego. El exceso de agua también se puede reducir al hervirla, de manera que el fuego destruye el agua, pero solo a un nivel de equilibrio. Cuando este mecanismo funciona perfectamente, el cuerpo contiene la cantidad adecuada de agua o líquidos.

El agua purifica la tierra

La tierra puede ser destruida y/o purificada por el agua. Si existe exceso de tierra –incluida *ama*– en el cuerpo, este tiende a ensuciarse –intoxicarse– y por lo tanto el agua puede limpiarlo o purificarlo. Imaginemos, por ejemplo, un balde lleno de tierra al que luego le agregamos agua; si la cantidad de agua es suficiente, se producirá el paso del barro a una agua turbia y se irá aclarando hasta que toda la tierra parezca haber desaparecido. El agua purifica los canales físicos que están congestionados por la tierra –*ama*– al fluir por ellos y por lo tanto limpiarlos.

La tierra purifica el éter

El exceso de éter puede causar dilataciones en el cuerpo al producir demasiado espacio. Esto se manifiesta en la forma de quistes, que son «órganos huecos» que luego acumulan líquidos. Es interesante señalar como ejemplo que la garganta está bajo el control del chakra del cuello que es el chakra del éter. A menudo, los quistes o abscesos (espacios huecos) se desarrollan en la garganta, en una zona cercana o en la misma glándula tiroides, que está relacionada con el éter. El elemento tierra puede consolidar estos espacios huecos.

Los elementos requieren ser «destruidos» de manera adecuada para no exceder sus niveles normales. Por ejemplo, si la tierra continuara aumentando sin ninguna forma de purificación o destrucción, la persona –músculos, grasa...– continuaría creciendo.

Las células del cuerpo se destruyen continuamente, mientras otras nuevas ocupan su lugar como parte de un proceso normal. Sin duda, esta es una forma de purificación y destrucción con fines positivos.

Cualquiera de los elementos antes mencionados puede excederse en la purificación del otro elemento relacionado, lo que puede así causar desequilibrio y conducir a la enfermedad. Esto se convierte en un proceso real de destrucción por encima de los niveles aceptables.

Las otras dos ruedas

Aunque los procesos de creación y destrucción son muy importantes para la vida –y eventualmente la muerte–, es obvio que no son los únicos procesos que existen. La vida debe continuar más allá del nacimiento y de la muerte y tienen que ocurrir otros procesos. Hagamos una analogía con un automóvil; sin duda la intención de un fabricante (o del comprador) de un auto no es simplemente producir un auto y, apenas ha sido estrenado, chocarlo (destruirlo). El propósito del auto es proporcionar transporte a su dueño durante un cierto tiempo. Al hacerlo, procura además un sentido de satisfacción. Pero para lograr esto, el auto tiene que contar con un sistema de frenos que le permita disminuir la velocidad cuando se acelera demasiado. De esta manera, el conductor tendrá el control del auto. Además, el auto debe tener un pedal para acelerar y un tanque que le proporcione combustible al motor, gracias a los cuales el auto se desplazará hacia delante o hacia atrás. También requerirá de agua y aceite y otros sistemas y productos de apoyo sin los cuales el auto no podría transitar.

De la misma manera, el cuerpo humano primero debe ser creado, luego recibir combustible (alimentos, agua) y el correcto apoyo. Pero además, debe existir un mecanismo mediante el cual el cuerpo pueda frenarse a sí mismo o acelerarse cuando sea necesario. Este proceso de control es conocido en la medicina como homeostasis, que significa «estar en equilibrio». Eventualmente y debido al uso y desgaste habituales, o también a accidentes, ese «auto» que es nuestro cuerpo comenzará a estar inutilizable y diremos entonces que está averiado.

El prana, que es fuente de toda materia y vida, debe similarmente intervenir en la creación y la destrucción, al igual que en la protección (soporte y control) del cuerpo.

Rueda de control (*vinaya chakra*)

Los procesos corporales deben ser controlados de distintas maneras para poder crear equilibrio. El prana subyacente realiza todo este control fluyendo a través de los canales y órganos. El prana entonces controla los elementos, los humores, los tejidos y los órganos del cuerpo por el mismo proceso. Este proceso es similar a la rueda de creación en la que intervienen los cinco elementos, pero por un camino diferente, ya que la función de control permite a los órganos o los humores ejercer el control sobre los demás para recuperar el equilibrio.

La rueda de control permite que por medio del prana cada elemento pueda controlar a otro elemento en una secuencia predeterminada, manteniendo todos los mecanismos físicos de equilibrio funcionando correctamente. Cuando este proceso de control falla y no cumple sus funciones apropiadamente (en la enfermedad), este descontrol se transmite a los órganos, que a su vez pueden aumentar o disminuir de forma errática sus funciones normales, lo que genera más complicaciones.

La rueda de control es un mecanismo mediante el cual el prana favorece la protección, siendo el otro la rueda de soporte, que literalmente «alimenta» de prana a cada órgano y tejido, como trataremos más adelante.

La forma más clara de determinar cómo funciona esta rueda de control es considerar que el control es una función opuesta al normal flujo de las cosas.

Los frenos (que proporcionan control) en un auto, si bien son absolutamente necesarios, también están en oposición a lo que el motor está tratando de lograr, esto es, avanzar o retroceder. En este caso, los frenos tratan de contrarrestar la dirección del trayecto y proporcionar seguridad. Si los frenos no funcionaran, el auto seguiría moviéndose en la misma dirección, ganando mayor velocidad y finalmente chocaría contra otro objeto y causaría daños y heridas e incluso la muerte. Del mismo modo, también el cuerpo sin control podría acabar en una situación fatal.

Dado que el sentido del control es opuesto a las otras funciones del cuerpo, la dirección de la rueda de control es opuesta a la rueda de creación y a la de destrucción, que son idénticas. En la rueda de control, el primero de los cinco elementos no es el éter sino la tierra, el elemento más físico, y luego siguen agua, fuego, viento y éter. El elemento anterior más físico controla al menos físico subsiguiente, de manera ordenada. La siguiente figura muestra la rueda de control de acuerdo con los cinco elementos.

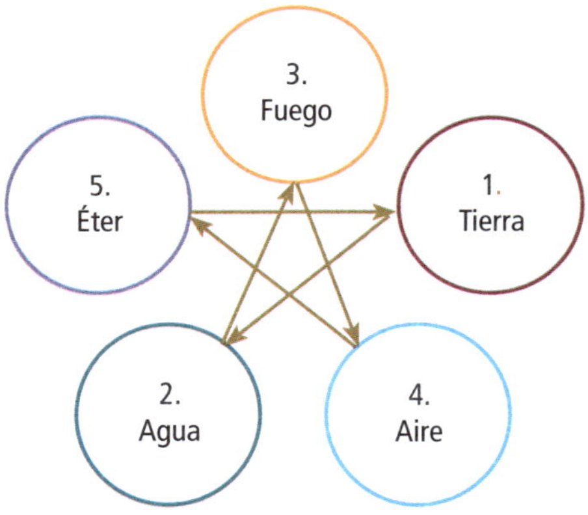

Figura 6: Rueda de control

Tierra – Agua

La tierra está relacionada con kapha y en consecuencia garantiza el control de agua al proporcionar la suficiente rigidez (por músculo/grasa) que le da el elemento tierra y que asegura que no exista retención de líquidos o flacidez (agua) en las articulaciones, etc. Por supuesto, el agua también se relaciona con vata, ya que los riñones son órganos tanto vata como kapha (a través del agua), y en este caso la tierra proporciona las bases y nutrientes que vata requiere para evitar su efecto catabólico. Como consecuencia, el adecuado efecto de kapha (humedad) es controlar a vata (sequedad).

Agua – Fuego

El agua normalmente controla al fuego al aumentar los líquidos en el cuerpo (como en la retención de agua) y enfriarlo. Si el agua no controlara el fuego (calor), los tejidos del cuerpo se quemarían literalmente. Dado que los riñones se relacionan principalmente con vata (al secar el cuerpo) pero también con kapha (por retener líquidos), aquí cumplen la misma función de kapha (frío/humedad) al controlar pitta (calor).

Fuego – Viento

El fuego, al tener la cualidad característica del calor, normalmente calma el viento y esto se demuestra por el efecto que tiene el fuego (calor) sobre vata (frío). Una forma de relajar a una persona de tipología vata es proporcionándole la cantidad adecuada de calor, tanto por vía interna (mediante la dieta) como aplicando calor en el exterior del cuerpo. El viento, al tener un mayor efecto frío, es aliviado (controlado) por el calor o fuego. El uso de la moxibustión (*agnikarma*) y de terapias de calor es adecuado para una persona de constitución vata, siempre dentro de ciertos límites, ya que el exceso de calor puede sobreestimular vata.

Viento – Éter

En este caso, el éter representa el aspecto radiante y calórico del prana, como se ha descrito anteriormente. El viento apaga la llama o fuego, como también enfría el calor, si este elemento se da en cantidad.

Éter – Tierra

El éter es aquí sinónimo de pitta, mientras que la tierra representa kapha. Pitta controla kapha mediante el calor del hígado, como el calor controla el frío. También el éter o espacio causa separación en la estructura aglutinada de tierra.

Protección

Los elementos tienden a protegerse de los excesos de otros elementos. Esto también recibe el nombre de control, que es una forma de protección, ya sea ralentizando o acelerando la acción de un elemento.

Los elementos tienden a proteger o controlar a los otros elementos de la siguiente manera:

- el éter protege de la tierra
- la tierra protege del agua
- el agua protege del fuego
- el fuego protege del viento
- el viento protege del éter

El éter protege de la tierra

El exceso de tierra es restrictivo, evita el flujo. El éter controla el aumento de tierra al partirla y no permitir que se compacte y solidifique. Imaginemos la generación de espacio en el pan (por la fermentación de la levadura) que hace que el pan sea más liviano, con más aire, más espacios.

La tierra protege del agua

La tierra como elemento protege contra el exceso de agua, ya que ayuda a secarla. Ralentiza el flujo de agua, lo cual a veces es aconsejable. Cuando se producen inundaciones, la arena se amontona para proteger las propiedades del excesivo aumento de agua. Pensemos en una sustancia astringente, como el fruto de la granada, que contiene mucha tierra y sirve para controlar la diarrea (exceso de agua).

El agua protege del fuego

El agua protege de los estragos del fuego. Tener la suficiente cantidad de líquido en el cuerpo evita que este se caliente en exceso, por eso en verano (calor) tendemos a beber más líquido para mantenernos frescos. El agua también apaga o disminuye el fuego y el calor, como cuando arrojamos agua sobre una hoguera. Sin embargo, un exceso de agua controlará demasiado el fuego e incluso podría apagarlo. Los dobles de los actores se protegen con un gel líquido especial (agua) antes de prenderse fuego.

El fuego protege del viento

El fuego protege el cuerpo del viento frío (el viento caliente ya contiene fuego) que puede producir enfermedades al agravar vata y también kapha. Una persona vata (viento) necesita fuego (calor) para protegerse del exceso de viento (frío).

El viento protege del éter

El éter sin viento se torna sólido, aunque no tanto como la tierra. La tierra es una forma más compacta de éter. Por tanto el viento permite que la materia (éter y tierra) circule. El éter también es combustible, es el único elemento que puede encenderse al acercarse al fuego. Cuando existe un tipo de éter caliente, el viento lo enfría y lo hace circular, disipando así el calor.

Rueda de sostén o soporte (*alamba chakra*)

La rueda de sostén está relacionada con la manera que tiene el prana de sustentar el cuerpo, mantener la energía fluyendo y sostener cada órgano, tejido y elemento con vida. Esto se hace fundamentalmente relacionando las conexiones de los elementos con los humores biológicos vata, pitta y kapha. Cuando el prana circula por vata, según la rueda de la creación, debe hacerlo a través de todos los órganos vata. Luego hace lo mismo por los órganos pitta y después, kapha. No hay que creer que esta rueda es el camino por el que se conectan todos los canales de los órganos.

La rueda de sostén o soporte también concuerda con la secuencia de creación, pero en esta ocasión de acuerdo con la creación de los humores vata, pitta y, finalmente, kapha. Todos los órganos y los elementos relacionados con vata se conectan entre sí, luego lo hacen todos los órganos y elementos pitta, y finalmente todos los kapha, como se muestra en la siguiente tabla:

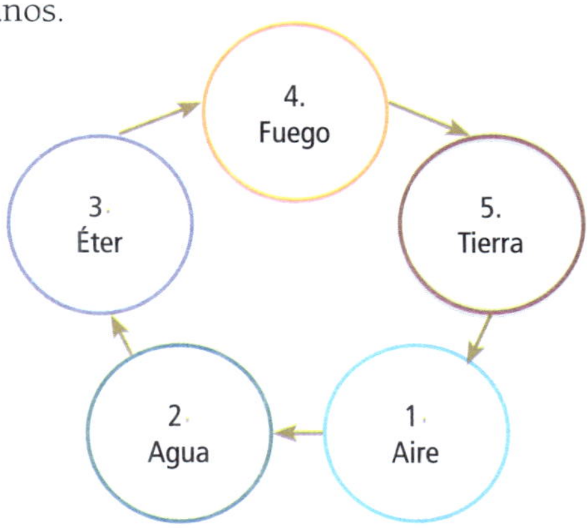

FIGURA 7: RUEDA DE SOSTÉN O SOPORTE

LA RUEDA DE LOS ELEMENTOS/HUMORES

Humor	Elemento	Órganos	Horario
Vata	viento	pulmón-intestino grueso	a. m.
Vata	agua	riñón-vejiga urinaria	p. m.
Pitta	éter	hígado-vesícula	a. m.
Pitta	fuego	corazón-intestino delgado	p. m.
Kapha	tierra	bazo-estómago	a. m.

Rueda de soporte: Viento – Agua – Éter – Fuego – Tierra

Equilibrio de los elementos

El concepto de los cinco elementos es utilizado desde tiempos inmemoriales por la medicina ayurvédica y la marmapuntura, antes que en cualquier otro sistema de medicina conocido, como documentan los *Vedas*. Consiguientemente, es utilizado para el diagnóstico y el tratamiento, junto con la teoría de los tres doshas.

Los elementos se afectan mutuamente, según las acciones de sostén, apoyo y destrucción. Al hacerlo, se mantienen bajo control y en equilibrio. El exceso en uno tiene un efecto sobre otro elemento, y así sucesivamente.

Como hemos visto, los elementos aparecen en su orden de manifestación primaria, es decir desde el más sutil al más físico: éter, viento, fuego, agua y tierra.

El elemento éter, el más sutil, es el cimiento sobre el que se asientan los otros cuatro y es el primero en relacionarse con el Cosmos. El elemento viento es éter en movimiento que crea el aire/viento. El elemento fuego se genera mediante la fricción entre el movimiento (viento) y la materia (éter). El elemento agua es producido por la fricción o combustión de la materia (éter), por el fuego que licua las cosas. Finalmente, el elemento tierra es producido por el enfriamiento de la materia licuada.

Este proceso prosigue en el interior del cuerpo para que estemos equilibrados, ni demasiado calientes, ni demasiado fríos, ni muy húmedos ni tampoco muy secos, ni muy rígidos ni muy flácidos. Los elementos del cuerpo se equilibran entre sí a través del flujo de energía pránica (*prana*), que es la energía de la vida o fuerza vital. Cuando esta energía fluye correctamente por los canales energéticos (*nadi* o *dhamani*), los elementos se asisten entre sí de manera simbiótica, como lo hacen un padre y un hijo.

Cuando existe una restricción de esta energía pránica, los elementos comienzan a aumentar o disminuir, ya que el principal control está poco presente. Si este incremento excede lo normal para la persona, se produce la enfermedad.

En acupuntura, los cinco elementos explican las conexiones entre los meridianos (*dhamani*), como también las cualidades de muchos acupuntos o siras. El tratamiento del fuego (inflamación), por ejemplo, se puede aplicar con eficacia tanto en los meridianos relacionados directamente con fuego, además de en los puntos o siras cuyo atributo es fuego.

Los cinco elementos y el tridosha

Los humores ayurvédicos (fuerzas biológicas) conjuntamente llamados tridosha –que significa literalmente «tres humores»– son similarmente producidos a partir del prana y los cinco elementos. Los tres doshas son energías, mientras que los cinco elementos son substancias, pero ambos conceptos van unidos. Gracias a los elementos físicos, los doshas tienen un campo (el cuerpo) en donde actuar, y gracias a los doshas (VPK) y al prana, los elementos reciben vida. Los doshas se forman a partir de los cinco elementos por medio del prana. Su aparición está exactamente de acuerdo con la rueda de la creación anteriormente descrita.

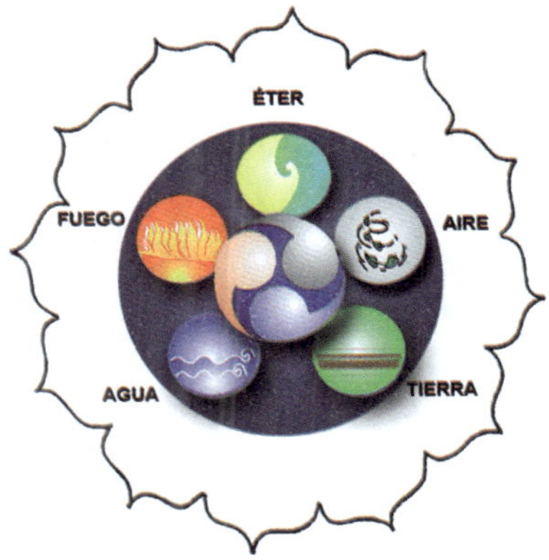

FIGURA 8:
LOS CINCO ELEMENTOS Y EL TRIDOSHA

Los tres humores son: vata (viento), que es el humor catabólico que también maneja directamente el sistema nervioso; pitta (fuego), que es el humor metabólico que se relaciona con los sistemas digestivo y hormonal, y finalmente kapha, que es el humor anabólico relacionado con el crecimiento y el desarrollo.

Charaka describe la secuencia de creación de los tres humores de acuerdo con los cinco elementos de la siguiente manera:

- el éter y el viento –los dos primeros– crean vata
- el fuego y el agua –el segundo grupo de dos elementos– crean pitta
- el agua y la tierra –los dos últimos– crean kapha

Como se advertirá, cada grupo se transforma progresivamente en más físico hasta que alcanza a la tierra, el más físico de los elementos. Consiguientemente, los efectos de vata son airados y livianos con una dirección ascendente, los efectos pitta son intermedios y en la zona del medio, mientras que los efectos kapha son pesados y con una dirección descendente o en caída. Los tres humores nunca se encuentran de forma aislada, siempre están interrelacionados y son necesarios para todas las personas.

Representación del tridosha

El símbolo tradicional del tridosha en la acupuntura ayurvédica está representado por un *chakra* o rueda con tres rayos (apoyos), que muestran a los tres humores sustentadores de vida cuando están equilibrados. Cada humor está representado por una figura con forma de renacuajo, consistente en un círculo, que contiene los dos elementos predominantes en el humor en particular –por ejemplo, viento y éter para vata. Cada uno también tiene una cola,

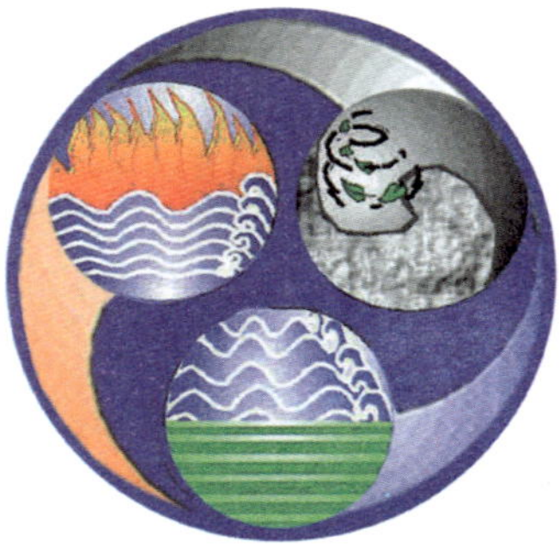

Figura 9:
Representación del tridosha

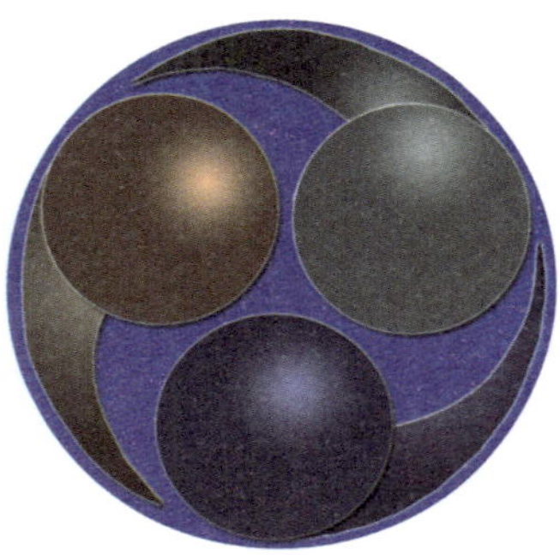

Figura 10:
Representación del tridosha

que representa el movimiento. El renacuajo es el inicio de la vida para la rana, por lo tanto los elementos y humores son igualmente la base de la vida.

Consiguientemente, en la representación del tridosha se encuentran tres figuras, una para vata, una para pitta y otra para kapha. Es interesante señalar que los vacíos entre cada figura forman en realidad los rayos de la rueda. Vata está ubicado en la parte superior del diseño, dentro del círculo chakra, ya que es el más liviano y sutil. Pitta está ubicado en el costado derecho (el costado pitta de la persona) y tiene una dirección ascendente, como el calor. Kapha está ubicado a la izquierda y tiene una dirección descendente (como el frío).

Los cinco elementos se encuentran consiguientemente en el diseño del tridosha, junto con los tres humores y la rueda de la energía pránica. Cuando solo es necesario representar un humor, los otros dos se dejan en blanco, para demostrar que a pesar de que están en el fondo, siguen siendo parte del tridosha. Este diseño se encuentra en las cuevas antiguas de India en las esculturas de las paredes.

Los doce órganos principales

De acuerdo con Charaka, existen diversos tipos de órganos internos o vísceras –a menudo llamados *kosthangas*– en las áreas del tórax y abdomen. La acupuntura ayurvédica clasifica estos órganos en dos tipos de acuerdo con su estructura o función: órganos sólidos y órganos huecos.

Órganos sólidos o controladores

Estos órganos controlan el flujo de energía, sangre y fluidos corporales y son:

- Corazón (*hridaya*): controla el flujo de san-gre en el cuerpo, la actividad mental y es responsable de la salud de los vasos san-guíneos.

- Pulmón (*phuphusa*): controla el flujo de agua en el cuerpo y el flujo de prana o bioelectricidad. Es responsable de la salud de la piel y el cabello.
- Hígado (*yakrit*): controla la totalidad del prana o bioelectricidad y es responsable de lasalud de los tendones.
- Bazo (*pliha*): controla la digestión y el flujo sanguíneo. Es responsable de los músculos.
- Riñón (*vrikka*): controla el metabolismo del agua, es responsable de los huesos, la médula ósea y actúa sobre los órganos reproductores.
- Pericardio (*talahridaya*): no es un órgano como los demás, ya que en realidad es una membrana (*kala*), pero el ayurveda lo reconoce como tal debido a su importancia fisiológica y la de las funciones energéticas en que interviene. El pericardio está relacionado con el flujo y, por lo tanto, es afín a kapha (humor del flujo de agua) y al elemento agua.

Órganos huecos o almacén (también llamados entrañas)

Estos órganos son responsables de los procesos digestivos, de absorción y de secreción de los alimentos y productos de desechos. En algunos casos también intervienen en la absorción de energía pránica; por ejemplo, la que realiza el intestino grueso a partir de los alimentos. Son los siguientes:

- Estómago (*amashaya*): al igual que el bazo, con el que está conectado por una relación interna/externa, el estómago también interviene en la digestión y los músculos.
- Intestino grueso (*vrihdantra*): también es un lugar donde el prana es absorbido por el cuerpo. Al igual que el pulmón, el intestino grueso tiene un efecto en la salud de la piel y el pelo.
- Intestino delgado (*grahani* o *laghvantra*): como el corazón, el intestino delgado es necesario para la salud de los vasos sanguíneos.
- Vesícula biliar (*pittashaya*): almacena la bilis producida por el hígado y que es utilizada en el proceso digestivo. Es por tanto responsable de la armonía del prana, al igual que de la salud de los tendones.
- Vejiga urinaria (*mutrashaya*): es un saco membranoso que almacena la orina producida y excretada por los riñones. Al igual que los riñones, actúa sobre los huesos, la médula y los órganos reproductores.
- Tridosha (*shleshmashaya*): no es un órgano propiamente sino una generalización de las tres energías humorales (VPK), sus efectos y sus funciones en el cuerpo humano, específicamente en el torso. Tridosha atañe a las tres áreas del tronco que representan los tres humores, vata, pitta y kapha.

El ayurveda pone mucha atención a los órganos del tracto digestivo, como el estómago, el intestino delgado y el intestino grueso, dado que es allí donde los humores suelen acumularse primero y luego causan las enfermedades al migrar a otras áreas. El principal objetivo de la marmapuntura es llevar los doshas de regreso a sus sedes de origen, es decir, al aparato digestivo.

Interrelación de los órganos y los cinco elementos

Pulmón e intestino grueso (viento)

Vayu (viento) se relaciona con el pulmón y el intestino grueso.[32]

El pulmón es considerado un órgano sólido, mientras que el intestino grueso es una víscera hueca. El aire (que contiene prana) es inspirado por los pulmones, mientras que el prana contenido en los alimentos es absorbido en el intestino grueso. Esto proporciona una conexión irrefutable entre estos dos órganos, a pesar de que no están conectados entre sí por ninguna forma o canal físico. Su conexión es más de tipo funcional, con el denominador común del elemento viento –contenedor de prana–, como explica Svoboda:

«La salud de nuestros pulmones y del colon (intestino grueso) determina cuánto prana podemos absorber y cuán vivos nos sentimos, [... ya que] obtenemos prana de nuestra atmósfera y de los alimentos. [...] Las enfermedades de estos dos órganos a menudo están interrelacionadas y al tratar una, solemos tratar la otra». [33]

Intestino delgado y corazón (fuego)

Tejas (fuego) se relaciona con el corazón y el intestino delgado.[34]

Estos dos órganos tienen una relación muy cercana, ya que el corazón es considerado un órgano sólido del fuego, mientras que el intestino delgado (un tubo hueco) es la víscera hueca relacionada con el fuego, ya que agni (fuego) reside en él. La conexión entre el corazón y el fuego es innegable, como queda demostrado por el efecto patológico del fuego en el corazón de una persona, tal como explica Frawley: «por la asociación que el ayurveda establece entre pitta y la sangre, las enfermedades coronarias, en particular los ataques al corazón y los accidentes cerebro-vasculares, son por lo común desórdenes de pitta (fuego)».[35]

Riñón y vejiga urinaria (agua)

Jala (agua) se relaciona con el riñón y la vejiga urinaria.[36]

El riñón está relacionado con la vejiga, ya que ambos órganos forman parte del aparato urinario; el riñón es un órgano sólido, mientras que la vejiga urinaria es una víscera hueca. Existe una conexión física, al igual que funcional, por medio del agua, entre estos dos órganos. La conexión entre el riñón y la vejiga se realiza por medio del agua. Los riñones se relacionan y controlan los huesos y la médula, ambos tejidos vata. Por lo tanto, estos órganos se relaciona no solo con el agua en kapha, sino también con el agua (negativa) en vata.

Bazo y estómago (tierra)

Prithvi (tierra) se relaciona con el bazo y el estómago.[37]

La tierra, kapha, y el estómago están directamente relacionados. El estómago está asociado no solo con los problemas de tipo kapha, como la retención de fluidos, las articulaciones débiles y los músculos flácidos, sino también con el proceso general de crecimiento en que intervienen los músculos, la grasa, etc., como apunta Svoboda: «todos los alimentos que aumentan kapha tienden a aumentar el peso corporal».[38]

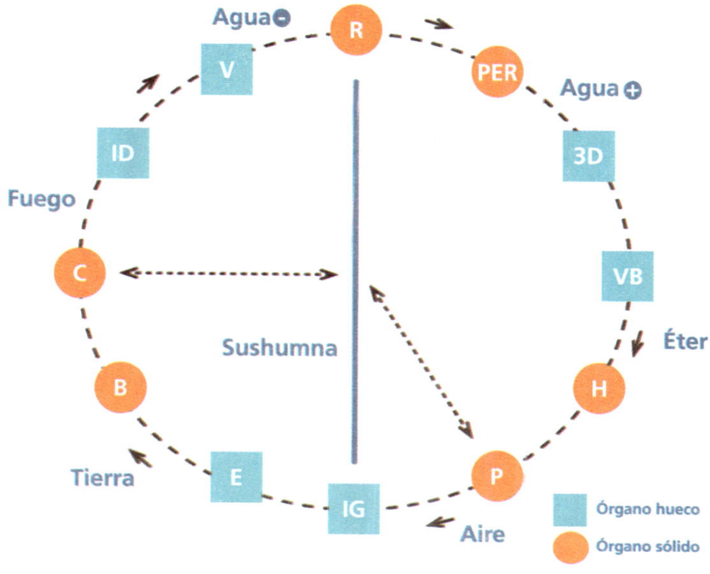

Figura 11: Los órganos y los cinco elementos

Hígado y vesícula biliar (éter)

Akasha (éter) se relaciona con el hígado y la vesícula biliar.[39]

Cuando el éter es digerido en el hígado para producir más éter corporal, entra en contacto con el fuego del hígado (*bhutagni*) que luego produce la liberación de calor. No es por tanto de extrañar que el hígado sea considerado un órgano pitta (fuego) del cuerpo. El calor liberado en el hígado proviene fundamentalmente de la combustión relacionada con el éter; el hígado es un órgano que produce calor. Por ello, las enfermedades originadas en el fuego (*pitta*), como los infartos de miocardio o las erupciones cutáneas, son más fuertes durante el día, cuando la energía pránica del intestino delgado y del corazón es mayor (de 11 h a 15 h). Sin embargo, el hígado y la vesícula biliar intervienen en problemas de tipo pitta, de una naturaleza más tranquila, como la hiperacidez, y predominan durante la noche (de las 23 h a las 3 h).

3
Las manifestaciones corporales y psicológicas de prana

Una vez en el cuerpo, prana se transforma en varias fuerzas que normalmente aportan bienestar al cuerpo y que también causan diferentes efectos día a día y hora a hora. Después, prana se distribuye por varios sistemas de canales que facilitan su difusión. Estos canales pránicos –también llamada nadi y dhamani– mantienen la salud cuando actúan correctamente. Prana también forma en el interior del cuerpo unos vórtices de energía llamados chakras, y cuando el prana se difunde superficialmente hacia la piel también forma unas zonas letales llamadas marmas y unos puntos de tratamiento que reciben el nombre de siras.

El tridosha

El tridosha es «la ciencia de las tres energías humorales», que son las fuerzas que conjugan y vinculan todas las funciones físicas y psicológicas del cuerpo. Son la base y el eje del ayurveda, sin ellas este no existe.

El tridosha es la denominación general que se da a las tres energías (vata, pitta y kapha), que derivan de la energía primordial conocida como prana o bioenergía.

La palabra *dosha* significados «falta» en sánscrito, y es el nombre que se da a estas energías porque son consideradas los factores más importantes que intervienen en la generación de las enfermedades. También son llamados así porque desde el punto de vista filosófico, todas las personas poseen una tendencia natural al desequilibrio y, por lo tanto, estas faltas o imperfecciones otorgan a cada uno sus rasgos característicos, como el pelo seco para vata. Estos rasgos tomados en conjunto conforman las tres constituciones o tipos corporales básicos del ayurveda que se conocen como *prakruti*.

Mientras que los cinco elementos otorgan al cuerpo sus cualidades generales, las tres energías humorales le proporcionan el impulso o fuerza sustancial para mantenerlo saludable. Además, el tridosha también puede conducirlo hacia la enfermedad dependiendo de las circunstancias.

Si las tres energías humorales estuvieran en perfecto equilibrio, es decir, que existieran en el mismo porcentaje, probablemente nuestro aspecto físico sería totalmente diferente. Son estas faltas o diferencias las que nos dan nuestras diversas características humanas y, cuando están en desequilibrio, el cuerpo las refleja en mayor grado, más aún en situaciones patológicas y de enfermedad.

Como hemos visto en el capítulo anterior, el dosha vata está constituido por los dos primeros elementos, éter y viento, mientras que pitta está constituido por los elementos fuego y agua, y kapha por los dos últimos, que son agua y tierra. El agua es común tanto para pitta como para kapha, dado que es la sustancia que más abunda en el cuerpo.

Así pues, las tres energías humorales vata, pitta y kapha ayudan a mantener unidos los cinco elementos, ya que estas tres son fuerzas, no sustancias.

El tridosha, por tanto, proporciona los mecanismos para que los elementos antagónicos, como el fuego y el agua, funcionen y existan en forma sinérgica. Cuando estos doshas están en «falta», el antagonismo vuelve a aparecer y pronto le sigue la enfermedad.

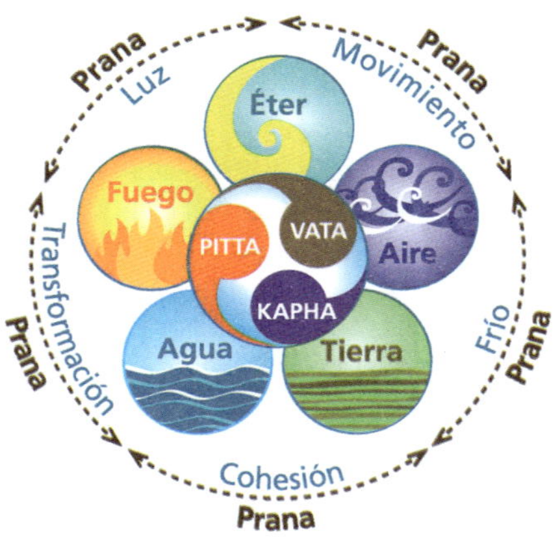

Figura 12:
Tridosha, cinco elementos y prana

Ubicación del tridosha

Los tres doshas son energías que están ubicadas en todo el cuerpo, pero existen ciertas sedes en las que se alojan y suelen acumularse. Los lugares de asentamiento de los doshas son las sedes principales en las que cada energía humoral se acumula primero o se agrava antes de producir síntomas mayores. Así:

- kapha se agrava en su lugar de asentamiento principal, el estómago.
- pitta se agrava primero en el intestino delgado, su principal sede.
- vata se agrava primero en el intestino grueso, su principal sede.

Desde estos tres lugares principales, los doshas migran a otras sedes mediante diversos medios, como la circulación sanguínea. Consiguientemente, un resfriado de tipo kapha comienza primero en el estómago y luego migra al aparato respiratorio.

Ubicación en el torso

Kapha se ubica por encima del diafragma respiratorio, en donde se encuentra su área. Este es el lugar donde ocurren la mayoría de los problemas de tipo kapha, como la congestión del árbol respiratorio o de los senos faciales.

La sede de pitta se encuentra entre el diafragma y el ombligo. Este es el lugar donde ocurren la mayoría de los problemas de tipo pitta, como el hígado graso, la colecistitis y la distensión y el dolor abdominales.

La sede de vata está ubicada en el área por debajo del ombligo. En esta área tienden a ocurrir mayoritariamente los problemas de tipo vata, como el agotamiento de las glándulas suprarrenales, el estreñimiento y la ciática.

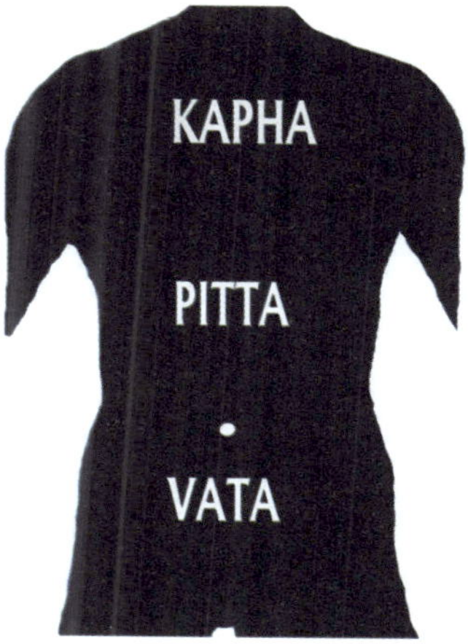

FIGURA 13

Cualidades de los tres doshas

Los humores biológicos (vata, pitta, y kapha) son meramente tres estados u orientaciones diferentes de la fuerza vital (prana).[40]

Los doshas son fuerzas, no sustancias, y por consiguiente es su acción controladora sobre los elementos la que produce sus cualidades:

- Vata tiene atributos fríos y secos.
- Pitta tiene atributos calientes y húmedos.
- Kapha tiene atributos fríos y húmedos.

Constitución

Cada persona hereda de ambos padres una constitución o tipo corporal determinado (*prakruti*). A pesar de que cada persona es única en su propia constitución corporal, todos podemos ser categorizados en unos grupos determinados, que el ayurveda ha caracterizado.

Dosha vata

La combinación de éter y viento crea la energía humoral de vata, que se caracteriza por:

- Es catabólico
- Se agrava con el viento frío
- Seco
- Genera disposición nerviosa
- Articulaciones prominentes (por ejemplo, rodillas y codos)
- Se relaciona con el período de vida posterior a la madurez

Signos de agravación del dosha vata

La agravación de vata produce pérdida de coordinación mental y/o corporal, hiperactividad en ciertos órganos y sistemas, que llevan el organismo hacia el catabolismo y el agotamiento. Vata casi siempre está relacionado con el dolor.

Dosha pitta

La combinación de fuego y agua crea la energía humoral o dosha pitta, que se caracteriza por:

- Ser metabólico
- Se agrava con el calor
- Fácilmente irritable
- Caliente
- Provoca la caída del cabello
- Relacionado con el período de tiempo entre la adolescencia y la mediana edad

Signos de agravación del dosha pitta

Estos son: sangrado excesivo, inflamación, fiebre, acidez; cuando afectan a ciertos tejidos corporales, pueden provocar infecciones relacionadas con la acidez y la producción de toxinas, sustratos propicios para la proliferación de bacterias y otros gérmenes.

Dosha kapha

La combinación de tierra y agua crea la energía humoral o dosha kapha, que se caracteriza por:

- Ser anabólico
- Se agrava con el exceso de frío y humedad
- Produce letargo e inactividad

- Es frío y húmedo
- Genera exceso de vello corporal
- Está relacionado con el período de tiempo desde el nacimiento a la adolescencia

Signos de agravación del dosha kapha

Estos son: letargo, flema, pesadez en los miembros, indigestión y mala absorción de nutrientes.

Subtipos dóshicos

Del mismo modo que existen cinco pranas que suelen relacionarse con vata, existen cinco subtipos pitta (*sadhaka pitta, alochaka pitta, pachaka pitta, bhrajaka pitta* y *ranjaka pitta*) y otros cinco subtipos kapha (*tarpaka kapha, bodhaka kapha, kledaka kapha, sleshaka kapha* y *avalambaka kapha*) que reciben conjuntamente el nombre de subtipos dóshicos.

Sadhaka pitta

Está relacionado con el éter. Se aloja en el cerebro y el corazón y controla el intelecto sutil. Sadhaka pitta permite distinguir la verdad y la realidad de las mentiras, decepciones y fantasías. Al igual que tejas en el cerebro, sadhaka pitta favorece la digestión y metabolización de las ideas. Este pitta tiene un movimiento similar a prana, ya que ambos están relacionados con el éter.

Alochaka pitta

Está relacionado con el viento. Se aloja en los ojos y controla la percepción visual. Las formas y colores harán aumentar o disminuir los humores que son percibidos visualmente. Al igual que al tomar una especia caliente, los colores y las formas de las cosas pueden agravar o sedar los humores a través de los ojos y después de la mente. Al estar relacionado con el aire, alochaka pitta tiene un movimiento ascendente (de los ojos al cerebro) similar a udana vayu. Ayuda a aspirar (ascender) a la verdad y el conocimiento.

Pachaka pitta

Está relacionado con el fuego. Se aloja en el intestino delgado, igual que samana vayu, y favorece la circulación y otras formas de pitta. Es el que controla la digestión. Mientras que agni es el mismo fuego digestivo y también está localizado en el intestino delgado, pachaka pitta es el humor energético de la digestión. Está relacionado con la bilis (vesícula biliar) y el ácido (estómago). A través del proceso digestivo, el calor es introducido en la circulación para mantener la temperatura corporal. Cuando pachaka pitta está débil, el cuerpo puede sentirse más frío y provocar malabsorción. Cuando está alto, puede ocasionar úlceras e indigestión.

Bhrajaka pitta

Está relacionado con el agua. Se aloja en la piel y controla su lustre y color. Favorece la absorción de la vitamina D y el calor del sol a través de la piel. Cuando está viciado, puede provocar sarpullidos y decoloración de la piel. Mediante la absorción de calor a través de la piel, bhrajaka pitta refuerza el sistema circulatorio y es similar a vyana vayu o la energía difusora.

Ranjaka pitta

Está relacionado con la tierra. Ranjaka pitta se aloja en el intestino delgado, el hígado, el estómago y el bazo, y proporciona a estos órganos las secreciones (bilis, sangre, jugos pancreáticos, heces y orina), su color y su textura. El color oscuro de estas secreciones puede indicar desarreglos en los órganos relacionados. Se concentra principalmente en la sangre, a la que proporciona su calor característico. Este pitta está relacionado con apana vayu por sus características descendentes.

Tarpaka kapha

Está relacionado con el éter. Tarpaka kapha se aloja en el cerebro debido a su conexión con el sutil éter, y controla la lubricación del cerebro, el corazón y el sistema nervioso. Favorece la retención y la memoria y la circulación de ideas en el cerebro; también establece una base estable para estas ideas. Esta relacionado con prana vayu por su conexión con el elemento éter.

Bodhaka kapha

Está relacionado con el viento. Bodhaka kapha se aloja (como en la saliva) en la cavidad oral y favorece la percepción del sabor y la digestión. Su agravamiento –como siempre que el exceso de viento afecta al agua–, puede secar esta función y que se produzca una pérdida de sabor. El agua es necesaria para percibir el sabor. También se localiza en el cerebro y favorece el mantenimiento general de nuestro gusto por «las cosas buenas» (por ejemplo, en la ropa, actividades, etc.).

Kledaka kapha

Está relacionado con el fuego. Kledaka kapha se aloja en el estómago y sus secreciones alcalinas. Es el responsable de las primeras fases de la digestión. Ayuda a licuar la sangre y mantener el nivel adecuado de agua en el tracto digestivo. Está relacionado con samana vayu, el prana equilibrador, ya que proporciona el equilibrio entre el aparato digestivo y el cuerpo y sus tejidos.

Sleshaka kapha

Está relacionado con el agua. Sleshaka kapha se aloja en las articulaciones y controla el fluido sinovial. Lubrica y favorece el correcto movimiento de las articulaciones. También les proporciona movilidad. Cuando es deficiente, se produce la sequedad en las articulaciones (artritis), mientras que un exceso provoca flojedad y pesadez. Está relacionado con vyana vayu a través del elemento agua y favorece el correcto movimiento hacia el exterior.

Avalambaka kapha

Está relacionado con la tierra. *Alamba* significa «apoyo». Por ello, avalambaka kapha es aquello que mantiene, apoya y se aloja principalmente en el torso (corazón y pulmones). A través del elemento tierra está relacionado con apana vayu o la energía descendente y, por ello, si es deficiente puede provocar la retención de fluidos y estreñimiento, congestión pulmonar y obesidad. Es la principal energía para el tratamiento de la congestión kapha.

Ejemplos de tratamientos de los subdoshas

Cada uno de estos subtipos puede ser tratado mediante la acupuntura punzando con una aguja el sira/marma adecuado, como veremos en los ejemplos siguientes.

Prana vayu puede ser tratado a través del punto P8. Este punto reflejo se denomina *talahridaya marma*, que significa «el corazón del marma de la palma» y está situado en el centro de la palma de la mano. A menudo también se denomina *setu manodhara sira*, que significa «el punto puente del pericardio». Favorece la absorción y el flujo del prana por medio de los pulmones, a los que estimula.

Avalambaka kapha puede ser tratado mediante el punto P5. Este punto es la sira *kurpara phuphusa* y es un punto del elemento agua en el meridiano del pulmón, por lo que ayuda a despejar los pulmones. Está localizado en el pliegue del codo, del lado del pulgar, anterior al codo.

Ranjaka pitta puede ser tratado mediante el punto H2. Este punto reflejo es el marma *pada kshipra*, y está localizado en la unión del dedo gordo y del segundo dedo del pie. Está relacionado con el elemento fuego, al que representa en esa zona.

Vyana vayu puede ser tratado mediante el punto VC 17. Es el marma *hridaya* o punto del corazón y está situado en el centro del torso, a nivel del cuarto espacio intercostal y de los pezones, en la parte anterior del cuerpo, directamente en el esternón.

Apana vayu puede ser tratado mediante el punto B 6. Este punto reflejo recibe el nombre de *apana sira* porque es el punto más alejado del torso que controla directamente la acción de apana vayu.

Tabla de rasgos constitucionales

Marque con una cruz la cualidad que le identifique y al finalizar sume el número de resultados para cada dosha vata, pitta y kapha. El dosha que tenga el número más alto será su dosha dominante.

Cualidades	**Vata**	**Pitta**	**Kapha**
Tez	Oscura	Rojiza, pecosa	Pálida
Complexión	Pequeña	Mediana	Grande
Peso	Flaco	Moderado	Pesado
Piel	Seca	Delicada	Grasa, suave
Cabello			
Textura	Seco, con rizos	Lacio, fino	Grueso, ondulado
Color	Castaño, claro	Rubio, rojizo, gris temprano	Castaño oscuro, negro
Pulso en reposo			
Mujeres	80-100	70-80	60-70
Hombres	70-90	60-70	50-60
Apetito	Fluctuante	Intenso, necesita comer a horario	Bajo
Alimentación	Muy rápida	Moderada	Lenta
Preferencia de comidas/bebidas	Tibias, húmedas, aceitosas	Frías	Tibias, secas
Sueño	Cortado, liviano	Profundo, moderado	Profundo, prolongado
Sueños	Volar, persecuciones	Fuego, peleas, caídas	Océanos, nubes

Memoria	A corto plazo	Buena en general	A largo plazo
Aprendizaje	Rápido, pierde la concentración	Concentración intensa	Lleva tiempo
Aprende mejor	Escuchando	Visualmente	Asociando
Estados de ánimo	Cambiante	Irascible	Equilibrado
Sensibilidad	Al ruido	A la luz brillante	A olores fuertes
Reacción al estrés	Ansiedad, miedo	Irritación	Calma, serenidad
Nivel de energía	Fluctuante	Moderado, alto	Constante
Relaciones	Hace amigos fácilmente	Amigos por valor	Lento pero leal
No le gusta	Frío	Calor	Humedad, frío
Prefieren a la persona	Más tranquila	Más tolerante	Más entusiasta
Auto-descripción	Vivaz	Decidido	Despreocupado
La persona habla	Rápido, en exceso	Claro, con precisión	Espaciado, lento
TOTAL	Vata	Pitta	Kapha

Los humores psicológicos o *triguna*

El ayurveda considera además que, relacionadas con las tres energías humorales físicas de vata, pitta y kapha, también existe un grupo de energías psíquicas, en un plano más sutil que el anterior, que tienen influencia sobre los pensamientos y el ámbito psicológico.

En el ayurveda, estos tres humores sutiles se conocen como *sattva*, *rajas* y *tamas*.

Estos trigunas, también reflejan la capacidad (o incapacidad) de la mente para percibir la verdad. Cada uno de ellos puede «teñir» o influenciar la mente de una manera específica, que no necesariamente denota que sea mala, ya que cada una de estas tres cualidades en el equilibrio apropiado proporciona armonía.

Para que el cuerpo físico funcione correctamente, la mente también debe estar equilibrada y los trigunas se encargan de esta función.

El equilibrio de los tres gunas es muy importante, ya que de esa forma podemos meditar, trabajar, relajarnos y estar en armonía tanto con nuestro entorno social como con la naturaleza.

La marmapuntura o siravedhana permite trabajar estos tres principios sutiles y equilibrarlos mediante la punción de algunos puntos específicos o con una combinación de ellos.

Sattva

Sattva se relaciona con las cualidades de claridad, percepción y armonía de la mente. Hace que los pensamientos se muevan, de la misma manera que las acciones de prana y vata. Permite la iluminación.

Rajas

Rajas, al igual que pitta, permite la digestión o desarrollo de pensamientos e ideas. El exceso de rajas puede hacer que domine el enojo. Rajas es la forma de prana que se encarga de digerir y generar pensamientos e ideas.

Tamas

Tamas se relaciona con la energía humoral de kapha y permite que los pensamientos tengan forma. Tamas, al igual que kapha, puede tender a la monotonía y la repetición de ideas. El exceso de tamas puede hacer que domine el miedo; la persona es incapaz de percibir correctamente sus experiencias, lo cual conduce a la pesadez, la inacción y el letargo en los pensamientos y acciones.

Los humores mentales

El ayurveda también hace mención de otros aspectos que también están relacionados con sattva, rajas y tamas; se trata de unas fuerzas adicionales más físicas que los trigunas que pueden considerarse sus productos. De la misma manera que los cinco elementos permiten la formación de las tres fuerzas humorales biológicas, a un nivel más sutil y a partir de la energía primordial (*prana*) se desarrollan las energías humorales sutiles, *prana*, *tejas* y *ojas*.

Prana, *tejas* y *ojas*, o los tres doshas mentales, son más ampliamente utilizados en el yoga, la ciencia hermana del ayurveda.

Estas terminologías y descripciones son necesarias en la acupuntura ayurvédica ya que esta trabaja con el flujo de prana, como el yoga, pero también con sattva, como el ayurveda.

Prana

Las funciones de sattva son parecidas a las de prana –tomado aquí como una energía humoral mental. Esta energía humoral psíquica permite tanto el movimiento de los pensamientos como de la percepción. Prana se relaciona con el elemento viento o aire, en su forma más sutil.

Tejas

Las funciones de tejas son similares a rajas y pitta. Tejas significa «radiación o brillo», un aspecto del fuego. Tejas también tiene el potencial de digerir los pensamientos, emociones e ideas y darles una forma. Tejas se relaciona con el elemento fuego, en su forma más sutil.

Ojas

Las funciones de ojas son similares a tamas y kapha. Ojas es la esencia de la energía nutritiva y sutil, que alimenta la totalidad del organismo psico-físico.

Después, ojas se transforma en la esencia del sistema inmunológico, proporcionando protección y nutrición a todo el organismo, tanto en el plano burdo como sutil. Ojas también está relacionado con el elemento agua, en la más sutil de sus formas. Existen diferentes siras que pueden utilizarse para equilibrar ojas en el cuerpo. Una de ellas es el marma sthapani o punto VG 24,5.

Trigunas y acupuntura

Los trigunas son sattva, rajas y tamas, principios muy sutiles, alineados con prana, tejas y ojas, que son menos sutiles. Como se verá en capítulos posteriores, el tridosha no solamente tiene un canal pránico de acupuntura (*dhamani*), que se puede utilizar para tratar los desequilibrios de estas energías humorales, sino que también los trigunas tienen un canal de acupuntura para tratar los aspectos superiores de la mente. Estos canales, a través de sus marmas (*sira*) relacionados, son punzados para generar equilibrio, tanto a nivel de las fuerzas humorales biológicas (*tridosha*) como a nivel de las energías humorales sutiles (*triguna*).

Los tanmatras

Existen cinco energías básicas o *tanmatra* que se relacionan con los cinco elementos, pero específicamente con las facultades sensitivas más sutiles de la vista, el sonido, el tacto, el olfato y el gusto. La palabra tanmatra denota en sánscrito la porción más pequeña de energía o sustancia que puede producir un estímulo sensorial. Los tanmatras son el potencial que permite oler o ver, pero no son necesariamente la visión o el gusto en el sentido físico. Son los cinco elementos antes de convertirse en objetos físicos y son los cinco siguientes:

- Tanmatra del sonido (*shabda tanmatra*)
- Tanmatra del tacto (*sparsha tanmatra*)
- Tanmatra de la visión (*rupa tanmatra*)
- Tanmatra del gusto (*rasa tanmatra*)
- Tanmatra del olfato (*gandha tanmatra*)

Los órganos sensoriales

También existen cinco órganos sensoriales (*jnanendriyani*) que se relacionan directamente con los cinco elementos y los tanmatras (véase la tabla en esta página). Estos proporcionan los estímulos del mundo exterior que permiten tener la experiencia mental.

Los órganos de acción

Cada elemento se relaciona también con un órgano de acción (*karmendriyani*). Así, por ejemplo, el éter está relacionado con el sonido, el oído y también con la boca, ya que con ella realizamos los sonidos con los que nos expresamos y que podemos escucharlos gracias a nuestros oídos. Del mismo modo, el fuego se relaciona con la vista y los ojos, pero también con los pies y el movimiento.

Es así como los órganos de los sentidos y los de acción se relacionan con las formas más sutiles de los cinco elementos, como se muestra en la siguiente tabla:

Elemento	Tanmatra	Sentido	Órgano de acción	Acción
Éter	Sonido	Oído	Boca	Expresión
Aire	Tacto	Piel	Manos	Agarre, sostén
Fuego	Vista	Ojo	Pies	Traslación
Agua	Gusto	Lengua	Aparato urogenital	Eliminación genital (orina, semen)
Tierra	Olfato	Nariz	Ano	Catarsis

Estas relaciones se producen en planos energéticos sutiles. A medida que los elementos se van desarrollando progresivamente, afectan y se relacionan con los órganos a los que otorgan sus capacidades físicas y debido a su conexión a través de los diferentes meridianos o dhamanis, también influencian y afectan a los sentidos físicos. Así, un órgano como el hígado tiene influencia en los ojos. Y de la misma manera, el intestino grueso tiene un efecto directo sobre la nariz, y los riñones tienen influencia sobre los oídos. «Tradicionalmente, los oídos son descritos en los clásicos ayurvédicos como un tipo de loto o florecimiento hacia el exterior de los órganos internos y particularmente de los riñones, a los que se parecen mucho en la forma. Es por esto que las enfermedades renales fueron originalmente las más diagnosticadas a través de los pabellones auriculares».[41]

Los chakras

Los chakras son vórtices sutiles de energía; no son sedes físicas sino que están ubicados en el cuerpo sutil. Los chakras están directamente relacionados con los distintos marmas, cada uno con un marma específico, que es como la apertura externa del chakra.

Los chakras se relacionan con los cinco elementos y con el prana y están ubicados en el cuerpo en la misma forma en que se desarrollan los cinco elementos:

- El primer chakra[42] (*sahasrara*) se relaciona con el prana en su forma más sutil, que es su forma psíquica más elevada.
- El segundo chakra (*ajña*) se relaciona con el prana, con la mente y con la percepción.
- El tercer chakra (*vishuddha*) se relaciona con el elemento éter.
- El cuarto chakra (*anahata*) se relaciona con el viento.
- El quinto chakra (*manipura*) se relaciona con el fuego.
- El sexto chakra (*svadhisthana*) se relaciona con el agua.
- El séptimo chakra (*muladhara*) es el chakra tierra, el más desarrollado en lo físico.

Los canales de los chakras

Los canales de los chakras son canales o meridianos pránicos más sutiles habitualmente llamadas nadi; en general tienen un efecto mayor sobre la consciencia y sobre el flujo de prana a través del cuerpo, mientras que los canales de los órganos o dhamanis tienen efectos más concretos sobre la parte física, sobre la energía pránica y la consciencia de los órganos en sí mismos.

Existen catorce meridianos de acupuntura (*dhamani*) –doce canales de órganos y dos adicionales, el mental y el reproductor– y catorce canales de los chakras (*nadi*). Las catorce nadis tienen una influencia general sobre el cuerpo:

Nadi alambusha – Chakra base
Nadi kushu – Chakra sexual
Nadi vishvodhara – Chakra umbilical
Nadi varuna – Chakra corazón
Nadi sarasvati –Chakra laríngeo
Nadi sushumna – Chakras coronal y entrecejo
Nadi pingala – Desde el entrecejo para controlar el lado derecho del cuerpo
Nadi ida – Desde el entrecejo para controlar el lado izquierdo del cuerpo
Nadi pusha – Desde el entrecejo para controlar el ojo derecho
Nadi gandhari – Desde el entrecejo para controlar el ojo izquierdo
Nadi payasvini – Desde el entrecejo va al oído derecho
Nadi shankhini – Desde el entrecejo va al oído izquierdo
Nadi yashavati – Desde el entrecejo va al pie y mano derechos
Nadi hastijihva – Desde el entrecejo va al pie y mano izquierdos

Las catorce nadis de los chakras terminan en diversas aperturas (órganos de los sentidos) del cuerpo humano, proporcionan prana a estas áreas y se conectan con los chakras. Todos comienzan en el sushumna y finalizan en lugares determinados transportando el prana en ellos. Son el tipo de canal más sutil, ya que los chakras son los vórtices de conciencia y energía más sutiles que existen.

Los canales de los chakras tienen una relación directa con los canales de acupuntura (*dhamani*) que están asociados a los órganos tanto del lado izquierdo como derecho del cuerpo y se conectan con los puntos o siras.

Ambos tipos de canales existen en concordancia, de la misma manera que lo hacen los chakras y los marmas. Los canales de los chakras se conectan internamente con los mismos chakras, y en un plano más físico, los canales de los órganos se conectan con sus órganos a través de los marmas o siras.

Así, por ejemplo, el chakra coronal tiene una conexión física externa a través del marma adhipati (sobre la sutura coronal). El chakra del entrecejo tiene su contraparte física en el marma sthapani (en el centro de las cejas), que también se conecta con la sira VG 24,5. El chakra de la palma de la mano tiene su contraparte en el marma talahridaya (palma o planta del pie) que también se relaciona con la sira Pericardio 8.

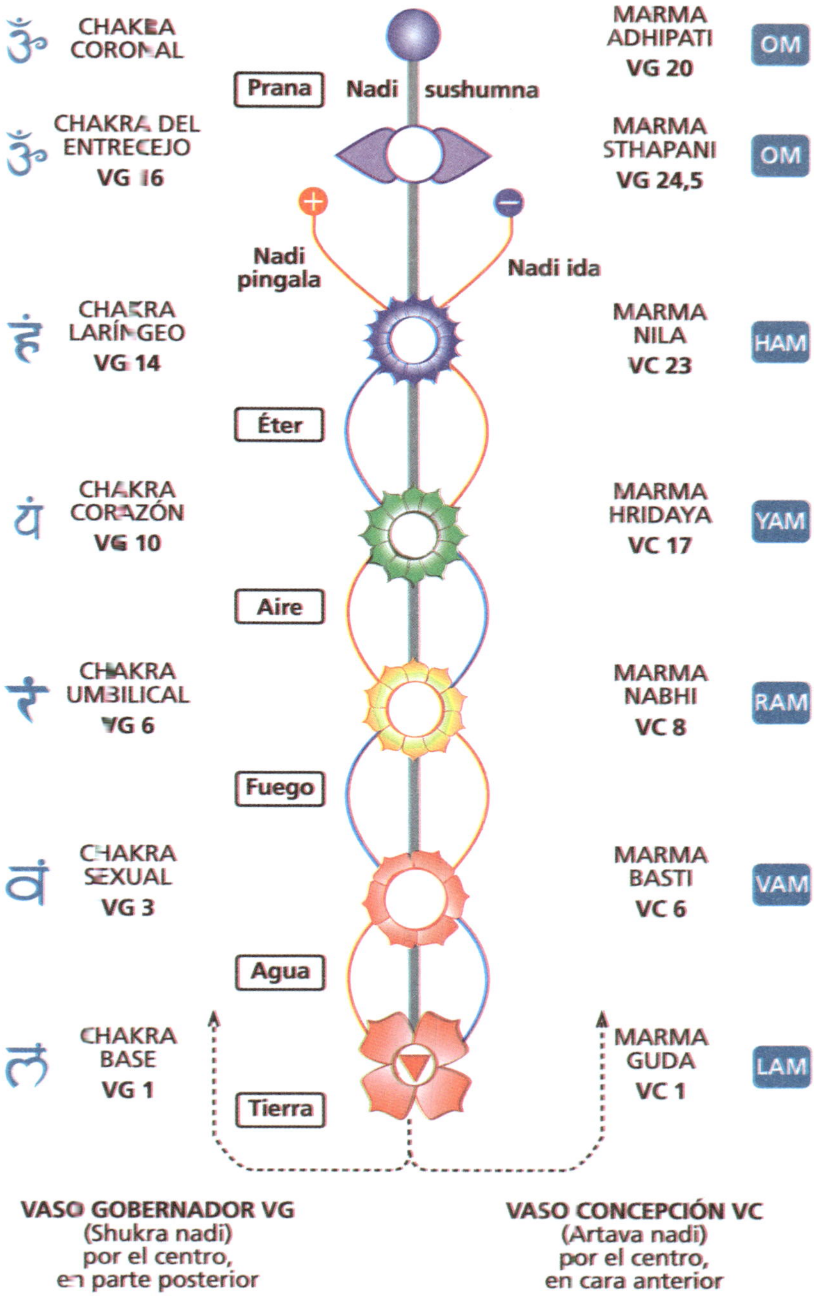

FIGURA 14: CHAKRAS, SIRAS Y MARMAS RELACIONADOS

TABLA DE LOS CHAKRAS, MARMAS Y SIRAS

Chakra	Elemento	Marma	Sira
Coronal	Prana	Adhipati	VG 20
Entrecejo	Prana	Sthapani	VG 24,5
Laríngeo	Éter	Nila, Manya	VC 23, E 9, IG 18
Corazón	Viento	Hridaya	VC 17 (14, 15)
Umbilical	Fuego	Nabhi	VC 8
Sexual	Agua	Kukundara, Vitapa, Basti	VB 29, R 11, VC 4
Base	Tierra	Guda	VG 1, V 1

Desafortunadamente y debido a razones históricas, en la actualidad algunas personas que practican el ayurveda subestiman el sistema pránico ya que les parece más valioso centrarse en el tratamiento físico y recetar hierbas para equilibrar los doshas. También se puede conseguir el equilibrio de los doshas desde un nivel más sutil a través de sus canales de energía pránica.

Ida y pingala

La nadi ida se relaciona con los canales de los órganos del lado izquierdo del cuerpo, que son las dhamani que reflejan los aspectos femeninos, de polaridad negativa, fríos y más kapha del cuerpo. La nadi pingala o suryanadi se relaciona con los canales de los órganos del lado derecho del cuerpo, que son las dhamani que reflejan los aspectos de polaridad positiva, expresivos, masculinos, más pitta del cuerpo.

Un desequilibrio sutil tanto de la nadi ida como de pingala puede desembocar en un desequilibrio más importante a nivel físico o en los canales de los órganos del lado izquierdo o derecho del cuerpo, respectivamente. Las nadi ida y el pingala son canales principales, mientras que los canales de los órganos son secundarios.

Sushumna

Es el canal central que se refleja en el exterior del cuerpo a través del meridiano o vaso concepción (*janma*), también conocido como el canal de la reproducción en la parte anterior del cuerpo, y por el meridiano o vaso gobernador o ministro (*amatya*), llamado también canal mental o del cerebro, en la parte posterior del cuerpo.

En la acupuntura ayurvédica se acepta que a partir del canal sushumna el prana fluye tanto por el canal frontal (*janma*) como por el posterior (*amatya*), desde el chakra base (que sushumna alcanza desde la parte posterior de la cabeza, donde comienza), por lo que la dirección de flujo pránico de estos canales es ascendente, desde el chakra base.

Los catorce meridianos

Existen catorce meridianos o dhamanis, doce canales de los órganos, que por tener uno por cada costado, derecho e izquierdo, del cuerpo suman en total veinticuatro, más dos canales adicionales, el mental y el reproductivo, llamados vaso concepción (*janma* o *artava nadi*) y vaso gobernador o ministro (*amatya* o *shukra nadi*).

Estos canales también comienzan en sushumna y van infundiendo prana por donde pasan y conectan con las siras y marmas asociados, terminando o comenzando cada uno en el órgano relacionado. De este modo, el flujo de energía pránica constituye un circuito cerrado.

Vaso concepción (*janma o artava nadi*)

Este canal recibe su energía de sushumna en el perineo y viaja en sentido ascendente por la parte anterior del cuerpo, conectándose con sus marmas y siras a lo largo de su recorrido.

Cuando alcanza el marma hridaya le infunde un poco de su energía al corazón, que es el órgano directamente conectado con este marma. Desde ahí, por medio de otro circuito de prana totalmente diferente y separado del vaso concepción (*nadi*), el corazón envía el prana a través de su canal (*dhamani*) o meridiano asociado –el meridiano del corazón– alejándose del torso para alcanzar el dedo meñique en el extremo de la mano. A lo largo de este recorrido, el canal se conecta con las sedes importantes, que son marmas y siras relacionados, en los que la energía circula e interactúa con esta zona al igual que con la piel en el exterior del cuerpo.

Esta energía regresa luego a la cabeza por medio de otro canal –el meridiano del intestino delgado– y también se conecta, por un meridiano interno que carece de nombre y que no es una sira (una forma de nadi), con la víscera interna del intestino delgado. Después del intestino delgado, que termina en la cabeza la energía se desplaza hacia abajo por otro meridiano hasta alcanzar y finalizar en uno de los dedos de los pies; es el meridiano de la vejiga urinaria. Después, la energía continúa en sentido ascendente por el meridiano del riñón que luego se conecta internamente con el órgano riñón y que después entra en contacto con el meridiano siguiente, el del pericardio. De esta manera el prana fluye de forma circular desde un órgano al siguiente, repitiendo el proceso de manera cíclica por las dhamanis. Por los puntos llamados puentes, los meridianos relacionados por el mismo elemento también tienen contacto con el prana.

Es así como la energía pránica que circula a través de los órganos y sus canales forma un circuito. El flujo a través de los vasos concepción y gobernador (*nadi*) queda, por lo tanto, fuera de este circuito, como un sistema separado.

Una vez que la energía regresa al corazón desde las dhamanis, viaja al marma hridaya y continúa su trayecto ascendente a lo largo del vaso concepción hasta alcanzar la boca, donde termina, y luego regresa internamente hacia sushumna.

Vaso gobernador o ministro (*amatya o shukra nadi*)

El vaso gobernador o ministro, que también comienza en el perineo, realiza su trayecto ascendente por la parte posterior del cuerpo hasta alcanzar la boca, mientras transcurre también por la parte posterior y superior de la cabeza, la frente, la nariz y el labio superior. A lo largo de este canal existen una cantidad de marmas importantes, como por ejemplo krikatika, simanta, adhipati, sthapani, y sus siras relacionadas.

Los catorce meridanos tienen así un efecto predominante sobre el cuerpo físico. A través de sus respectivos puntos de acupuntura o siras pueden actuar en áreas muy específicas del cuerpo e influir además en estados emocionales y psicológicos con manifestaciones físicas, algo que es más difícil de lograr mediante las nadi o canales de los chakras. De hecho, cuando se tratan los chakras con gemas o masajes, por ejemplo, en esencia se está tratando la sira relacionada, que afecta al marma asociado y que luego tiene efecto sobre el chakra.

Los biorritmos ayurvédicos

Mandala

La palabra *mandala*, que suele traducirse por círculo, tiene su origen en las palabras sánscritas *manda*, que significa «esencia», y *la*, que significa «agarrar» o «encerrar». Su importancia radica en que es una herramienta básica para entender o captar (agarrar) el conocimiento (esencia) de los biorritmos ayurvédicos que se utilizan en la acupuntura ayurvédica.

El reloj de biorritmos del ayurveda o mandala pránico es una herramienta de gran utilidad para comprender cómo las enfermedades se agravan en diferentes momentos y horarios del día, o qué humor, órgano relacionado o elemento está agravado. También es útil para descifrar el canal de acupuntura que está afectado y cuál debe ser utilizado.

El mandala pránico representa el flujo de energía pránica a través del cuerpo en sus formas concretas y en las que no lo son tanto –elementos, doshas, etc. Está dividido en seis segmentos relacionados con los doshas que representan un ciclo completo de veinticuatro horas. Cada segmento se encuentra a su vez dividido en dos secciones que se relacionan cada una con un órgano determinado. De la misma manera, cada segmento está asociado a uno de los cinco elementos. Además, en cada segmento humoral son fácilmente localizables los canales pránicos relacionados con los órganos y los elementos.

Los pétalos del mandala, en una cantidad de doce, representan el flujo pránico a través de los doce canales y órganos principales. La división de las veinticuatro horas del día en doce secciones determina una duración de dos horas cada uno.

Horarios de los doshas

El Dr. Ranade presenta los horarios para cada dosha del siguiente modo:

EL CICLO HORARIO DE LOS DOSHAS[43]

	Kapha	Pitta	Vata
Día	7h – 11h	11h – 15h	15h – 19h
Noche	19h – 23h	23h – 3h	3h – 7h

Horarios vata

Se considera que la agravación del dosha vata ocurre diariamente durante las primeras horas de la mañana y de la tarde. Cada una de estas dos secuencias horarias, a pesar de estar relacionadas con vata, presentan diferentes características debido a los órganos vata que pueden verse afectados por la mañana o la tarde. Durante la mañana intervienen los órganos primarios de vata, que son los pulmones y el intestino grueso. Durante la tarde, se agravan los órganos vata considerados secundarios, o sea la vejiga urinaria y los riñones, que son por tanto los que pueden verse mayormente afectados durante este horario, de acuerdo con el ciclo de energía. El maestro Charaka aclara el horario de vata al mencionar que la agravación de la fiebre tipo vata «ocurre o se encuentra agravada durante la tarde o el atardecer».[44]

Horarios pitta

Pitta se agrava durante el día en las horas de más calor, esto es, alrededor de las 12 h, o cuando el sol está en su mayor expresión. Pitta, por lo tanto, refleja mayormente sus efectos mórbidos durante cuatro horas, desde cerca del mediodía hasta la tarde (11 h a 15 h) en los ciclos de los órganos del corazón e intestino delgado. También lo hace durante la noche, entre las 23 h y las 3 h. Dice también Charaka que pitta tiene: «una manifestación o agravamiento simultáneo en todo el cuerpo durante el mediodía [y] la medianoche...».[45]

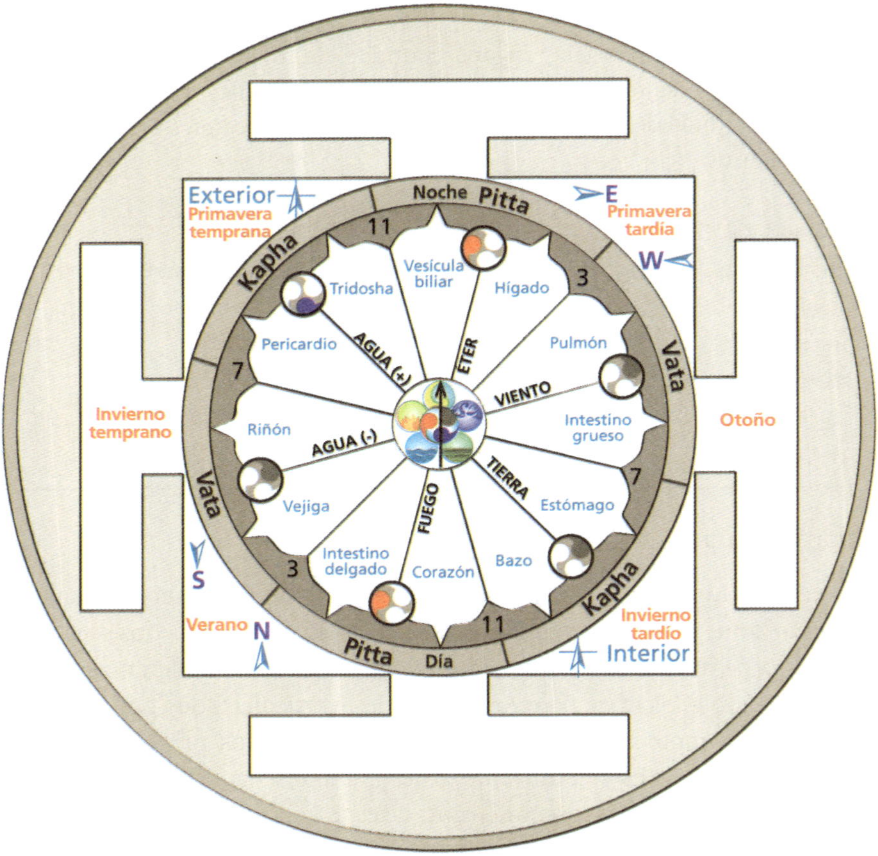

Figura 15: Mandala prénico

Horarios kapha

El tiempo de predominio de kapha se produce antes del mediodía y antes de la medianoche, después del horario de agravamiento de vata por la mañana y por la tarde. Por lo tanto, kapha muestra mayormente sus efectos entre las 7 h y las 11 h y entre las 19 h y 23 h. Charaka indica que la fiebre de tipo kapha tiene «manifestación o agravamiento simultáneo en todo el cuerpo antes del mediodía y al final de la tarde».[46]

Secuencias pránicas de los órganos

Cada humor tiene dos órganos primarios –uno de tipo sólido y otro hueco, u órgano y víscera– y dos órganos secundarios –uno sólido y uno hueco. Se considera que el órgano primario está más directamente relacionado con el humor asociado, por ejemplo, el intestino grueso se relaciona con vata, el intestino delgado con pitta y el estómago con kapha. Los órganos secundarios también se relacionan con el dosha, pero no de manera tan directa como los primarios, por ejemplo, el riñón con vata, como se muestra en la siguiente tabla:

Órganos primarios y secundarios de los doshas

Humor: Vata
Órgano primario del dosha
Sólido: pulmón
Hueco: intestino grueso
Órgano secundario del dosha
Sólido: riñón
Hueco: vejiga urinaria

Humor: Pitta
Órgano primario del dosha
Sólido: corazón
Hueco: intestino delgado
Órgano secundario del dosha
Sólido: hígado
Hueco: vesícula biliar

Humor: Kapha
Órgano primario del dosha
Sólido: bazo
Hueco: estómago
Órgano secundario del dosha
Sólido: pericardio
Hueco: tridosha

Como ya hemos visto, cada órgano tiene un período de predominio de dos horas aproximadamente, durante el cual el prana es más activo. Pasadas las dos horas, otro de los doce órganos recibe la energía pránica y a su vez se torna más activo durante otro período de dos horas. Este proceso se repite, es decir, se alterna el predominio de uno y otro órgano de forma cíclica hasta que pasan las veinticuatro horas del día y comienza otro nuevo ciclo.

El método para determinar qué órgano aparece como predominante en algún horario puede ser comprendido mejor siguiendo estas simples reglas:

- Dentro del ciclo del mismo humor, solamente se conectan entre sí órganos de diferente tipo, esto es órganos huecos y sólidos.
- Entre los períodos de los distintos humores solamente se conectan en forma secuencial órganos del mismo tipo, o sea órganos sólidos con sólidos y huecos con huecos.

Por lo tanto, podemos concluir que durante un período de cuatro horas y dos veces al día, cada humor puede predominar o estar agravado. Esto es así, porque durante ese horario los órganos relacionados con los humores tienen mayor cantidad de energía pránica. Cada órgano mantiene esta abundancia o pico de energía durante dos horas, transcurridas las cuales transfiere el mayor nivel de energía al órgano que le sigue en línea, a través de los canales pránicos *(nadi/dhamani)* de este nuevo órgano.

Horarios apropiados para alimentarse

El ayurveda recomienda, de acuerdo con el mandala pránico, que solamente las personas de constitución vata y pitta tomen el desayuno cerca del amanecer (antes del horario kapha). Para las personas de constitución kapha, lo ideal es evitar el desayuno. Deben almorzar aproximadamente después de las 11 h, con lo cual el tiempo de la digestión se produce más convenientemente en el horario pitta, o sea cerca del mediodía. De la misma manera, la cena debe ser ingerida antes del atardecer para que su digestión no ocurra dentro del horario pitta (23 h – 3 h) y esto permita descansar adecuadamente durante el sueño, ya que no es aconsejable dormir mientras se están digiriendo alimentos.

Tratamiento de acuerdo con los horarios del mandala

Para tratar algún problema en particular que pueda estar relacionado con determinados horarios del día o de la noche, es necesario establecer primero si el órgano involucrado en el período tiene un exceso o una falta de energía pránica. Después se puede iniciar el tratamiento.

La energía pránica comienza a aumentar en las horas impares, alcanzando su pico en horarios pares; después, declina nuevamente para permitir que el órgano y el canal siguiente alcancen su pico. Por ejemplo, un cuadro de asma puede ocurrir en horarios vata entre las 3 h y las 7 h, y coincidir con el tiempo de predominio del pulmón, entre las 3 h y las 5 h.

El tratamiento de un exceso de energía pránica se realiza antes o durante el pico de prana. El tratamiento de una deficiencia de energía pránica se realiza después del pico de energía pránica en el órgano y el canal relacionado.

Efectos cruzados de los humores

De acuerdo con el mandala, los dos ciclos humorales diagonalmente opuestos se relacionan con el mismo dosha o energía humoral, pero con doce horas de diferencia. Por consiguiente, vata predomina dos veces a lo largo del día: el vata primario entre las 3 h y 7 h y el vata secundario entre las 15 h y 19 h.

Pitta predomina dos veces a lo largo del día: el pitta primario entre las 23 h y 3 h y el pitta secundario entre las 11 h y 15 h.

Kapha predomina dos veces a lo largo del día: el kapha primario entre las 7 h y 11 h y el kapha secundario entre las 19 h y 23 h.

A medida que el prana aumenta hasta llegar a su hora punta en el órgano o canal, el prana comienza a ser drenado de su contraparte, que corresponde al mismo dosha diagonalmente opuesto, para poder equilibrar esta energía. Esto no implica el drenaje total del prana, sino que se trata solamente de una disminución de la cantidad de prana contenida en el órgano y el canal asociado.

Cuando existe un desequilibrio en el humor, la menor cantidad de prana que se encuentra en el órgano o canal asociado indica que el prana pierde el control sobre el órgano y este reacciona de forma negativa.

Así por ejemplo, una persona que sufre de un desequilibrio vata se levanta varias veces entre las 3 h y las 7 h (horario del vata primario) con necesidad de evacuar la vejiga, ya que la dupla de vejiga y riñón ya no puede controlar y retener la orina. Sin embargo, este horario es en realidad el del pulmón e intestino grueso (3 h – 7 h). Este tipo de insomnio se debe a vata y se produce efectivamente en el horario primario de vata, esto es, durante la predominancia del pulmón y del intestino grueso, pero debido al efecto secundario sobre el vata diagonalmente opuesto también se ven afectados el riñón y la vejiga.

De la misma manera, durante el horario del vata secundario (15 h – 19 h), la persona puede sentirse aletargada. Esto se debe a que los órganos diagonalmente opuestos de vata secundario, o sea, el pulmón y el intestino grueso (vata primario), tienen una menor cantidad de prana, que es tomada por los órganos del riñón y la vejiga (vata secundario), y por consiguiente los pulmones y el intestino grueso no pueden absorber la suficiente cantidad de oxígeno y prana para distribuirlo por el cuerpo. La falta de oxígeno (y prana) en las células es lo que provoca cansancio y letargo.

De manera diagonalmente opuesta, efectos similares se dan con los otros dos doshas o energías humorales, que son pitta y con kapha.

Influencias estacionales

De acuerdo con el ayurveda, las estaciones del año tienen una influencia sobre las energías humorales y, por consiguiente, sobre la salud de las personas.

En India, las estaciones son seis y están directamente relacionadas con los seis efectos humorales del mandala pránico. Existe el otoño, el verano, el invierno y la primavera, sin embargo estos dos últimos diferencian entre el invierno temprano y tardío y la primavera temprana y tardía. De esto resultan las siguientes seis estaciones: otoño, invierno temprano, invierno tardío, primavera temprana, primavera tardía y verano.

Las estaciones afectan los doshas de la siguiente manera:

Estación	**Aumenta**
Otoño	Vata (viento)
Principio del invierno	Vata (agua –)
Final del invierno	Kapha (tierra)
Principio de primavera	Kapha (agua +)
Final de primavera	Pitta (éter)
Verano	Pitta (fuego)

Por consiguiente, kapha aumenta durante el final del invierno (elemento tierra) y a principio de primavera (elemento agua +), debido a que las cualidades básicas de los elementos tierra y agua son el frío y la humedad.[47]

Vata aumenta durante las estaciones del otoño (viento) y principios del invierno (agua –), debido a que las cualidades de estos elementos son el frío (viento) y la sequedad (agua –).[48] El viento también tiene como cualidades la sequedad, la movilidad, la liviandad, y la rugosidad entre otros atributos.[49]

De forma similar, pitta aumenta durante el final de la primavera (éter) y en verano (fuego), debido a las cualidades calientes de estos dos elementos.[50]

Una persona de constitución vata, por ejemplo, debe procurar no aumentar su energía humoral vata, especialmente durante las estaciones de otoño y principios de invierno, en las que predomina este humor, ya que la energía humoral puede alterarse totalmente y causar enfermedades y desequilibrios del organismo. Una dieta adecuada para la persona debe tener en cuenta estas modificaciones, para mantener en equilibrio o reducir el dosha en lugar de aumentarlo durante una estación en particular.

En el mandala kánico, estas estaciones se encuentran al lado de sus energías humorales relacionadas.

Influencias direccionales

La tierra gira sobre su eje y tiene un polo norte y un polo sur magnéticos. A pesar de que ambos son extremadamente fríos, esto no tiene nada que ver con sus efectos magnéticos sobre los objetos y los seres vivos.

El polo norte causa un efecto estimulante sobre el organismo, el cual por su propia acción causa fricción mediante el movimiento, lo que luego se traduce en calor. Por lo tanto el polo norte se relaciona con pitta y el fuego.

El polo sur, por otra parte, tiene un efecto de mayor lentitud, causando frío. Esto se relaciona como norma general con kapha y vata.

Norte y sur

Con respecto a las direcciones, a menudo el viajar en dirección norte puede causar calor e inflamación.

En cambio, viajar hacia el sur puede causar frío y estancamiento; por ejemplo, los riñones y la vejiga reducen su función normal y como consecuencia retienen líquido en el cuerpo, en especial en los tobillos.

Oeste y este

Cuando se viaja al oeste, el efecto es de un aumento de vata (viento), ya que es contrario a la rotación del planeta, que viaja hacia el este, pero en dirección favorable al viento y prana, que siguen al Sol, desde el este.

En cambio, cuando se viaja hacia el este, es decir, siguiendo la dirección del planeta pero en contra de la dirección del viento, esto provoca fricción y calor, relacionándose por lo tanto con el aumento de pitta. Este pitta es menos caliente que el pitta norte.

Direcciones centrífuga y centrípeta

Kapha (agua +) origina un movimiento direccional alejándose del centro, para así distribuirse por todas las partes del cuerpo. La dirección centrífuga por lo tanto se relaciona con kapha (agua +) y su período estacional asociado, es decir cuando se estimula, es a principios de la primavera.

Kapha (tierra) también interviene en un movimiento en dirección hacia el centro, debido a las cualidades frías y astringentes de la tierra. Al aumentar kapha, la dirección podrá ser centrífuga o centrípeta, dependiendo del elemento involucrado.

Flujo pránico de los canales

La dirección de los canales del flujo de prana sigue exactamente la representada en el mandala. Cada canal se conecta con el anterior de una manera predeterminada; así por ejemplo, el canal del pulmón se conecta con el canal del intestino grueso, luego este canal se conecta con el del estómago, que a su vez se conecta con el canal del bazo y así sucesivamente según los ciclos de flujo pránico.

4
Los meridianos de acupuntura en el cuerpo

Los meridianos pránicos

De acuerdo con los textos tradicionales de India, existen literalmente miles de meridianos o canales en el cuerpo que conectan con todas las estructuras vivas, ya sean células, tejidos, órganos o sistemas. Algunos de estos canales están relacionados con estructuras concretas, como por ejemplo los canales de los aparatos urinario y digestivo, mientras que otros se relacionan con el flujo de la energía sutil; estos últimos son conocidas como dhamanis y nadis.

Según Lad y Frawley,[51] el ayurveda entiende que el cuerpo está constituido por una cantidad indeterminada de canales y que algunos de ellos pueden entenderse, desde el punto de vista occidental, como relacionados con funciones fisiológicas, mientras que otros deben ser comprendidos desde la óptica oriental. El estado de salud se logra al equilibrar el flujo dentro de estos canales o meridianos.

Los canales de acupuntura (*dhamani*) son aquellos que transportan el prana o la energía vital a través del cuerpo, pero que además se conectan con ciertas zonas de la superficie de este, susceptibles de ser punzadas para generar un efecto equilibrante en el canal. También existen otros canales que, según el ayurveda y el yoga, se conectan con los chakras o centros de energía vital.

Sushruta explica que los canales transportan el rasa sutil, que también se conoce como prana. Las dhamani son los canales que transportan prana hacia y desde los doce órganos corporales, mientras que las nadis se relacionan con los canales virtuales (*nadi artava* y *nadi shukra*; véase pág. 86), además de conectar los chakras y los órganos de los sentidos. Más allá de los nombres que reciban estos canales, ellos son los que transportan el prana a todo el cuerpo y eventualmente alcanzan los puntos de acupuntura (*marma* y *sira*).

Meridianos (*dhamani*)[52]

Cada uno de los doce órganos (véase pág. 46) tiene un par de meridianos, es decir, uno a lo largo del costado derecho del cuerpo y el otro a lo largo del izquierdo. Así pues, existen veinticuatro meridianos o dhamanis, que constituyen dos grupos en cada lado del cuerpo.

Para Sushruta, los veinticuatro meridianos o dhamanis pertenecientes a los órganos también pueden ser clasificados en función de la dirección del flujo de prana, dado que algunos órganos tienen funciones energéticas relacionadas con el ascenso o descenso de energía o ambas. Sin embargo, en la presente obra nos referiremos a las direcciones del flujo de prana según la dirección de flujo de los meridianos y no del órgano en sí mismo.

De acuerdo con Sushruta, existen diez meridianos cuya naturaleza es de energía ascendente (*dhatu dhamani*), diez con naturaleza descendente (*ashaya dhamani*) y cuatro de flujo transversal (*tiryag dhamani*).[53]

Entendemos que el flujo es descendente cuando la energía pránica que viaja a través de los meridianos desde los órganos lo hace en sentido descendente –hacia los dedos– a lo largo del brazo o la pierna.

De forma inversa, entendemos que el flujo es ascendente cuando la energía pránica fluye hacia los órganos en sentido ascendente –desde los dedos– a lo largo del brazo o pierna.

De todos modos, aunque algunos órganos tienen una naturaleza tanto ascendente como descendente en sus funciones, no es así respecto al flujo pránico del meridiano. Así por ejemplo, el pulmón tiene una función tanto ascendente (exhalación) como descendente (inhalación); mientras que el intestino grueso es solo de naturaleza descendente (eliminación).

En los meridianos descendentes la energía pránica se mueve siempre desde el torso hacia el final de las extremidades –flujo centrífugo–, mientras que en los meridianos ascendentes la energía pránica se mueve desde las extremidades hacia el torso –flujo centrípeto.

Los meridianos de flujo transversal no están relacionados con los órganos, pero están conectados con los meridianos virtuales del pericardio y del tridosha. Por lo tanto, son descritos aquí como meridianos de efecto transversal en el torso y no respecto al flujo de prana.

Meridianos descendentes, ascendentes y transversales

Meridianos en los que la energía desciende desde el órgano hacia la extremidad (*ashaya dhamani*)

1. Meridiano del pulmón – Costado izquierdo
2. Meridiano del pulmón – Costado derecho
3. Meridiano del corazón – Costado izquierdo
4. Meridiano del corazón – Costado derecho
5. Meridiano del estómago – Costado izquierdo
6. Meridiano del estómago – Costado derecho
7. Meridiano de la vejiga urinaria – Costado izquierdo
8. Meridiano de la vejiga urinaria – Costado derecho
9. Meridiano de la vesícula biliar – Costado izquierdo
10. Meridiano de la vesícula biliar – Costado derecho

Meridianos en los que la energía asciende hacia el órgano desde la extremidad (*dhatu dhamani*)

11. Meridiano del intestino grueso – Costado izquierdo
12. Meridiano del intestino grueso – Costado derecho
13. Meridiano del intestino delgado – Costado izquierdo
14. Meridiano del intestino delgado – Costado derecho
15. Meridiano del bazo – Costado izquierdo
16. Meridiano del bazo – Costado derecho
17. Meridiano del riñón – Costado izquierdo
18. Meridiano del riñón – Costado derecho
19. Meridiano del hígado – Costado izquierdo
20. Meridiano del hígado – Costado derecho

Meridianos en los que la energía tiene efectos transversales (*tiryag dhamani*)

21. Meridiano del pericardio – Costado izquierdo
22. Meridiano del pericardio – Costado derecho
23. Meridiano del tridosha – Costado izquierdo
24. Meridiano del tridosha – Costado derecho

Características de los meridianos

Extremidades superiores

Existen dos meridianos pránicos en las extremidades superiores que se relacionan con el dosha vata: el meridiano del intestino grueso (IG) y el del pulmón (P). Cada brazo tiene un grupo de ambos meridianos. Esto también ocurre con pitta y kapha y sus meridianos relacionados.

Meridiano del pulmón (*phuphusa dhamani*)

Órgano: pulmón (*phuphusa*)
Elemento: aire/viento (*vayu*)
Dosha: vata (principal)
Hora punta de energía: entre las 3 h y las 5 h
Ubicación del meridiano: parte interna de ambos brazos
Flujo de energía: descendente centrífugo. Transmite prana al siguiente meridiano vata, el del intestino grueso, cuyo flujo es ascendente. Recibe prana del dosha anterior, pitta, del meridiano del hígado, cuyo flujo es ascendente.
Síndromes asociados: este meridiano permite tratar síndromes típicos de las enfermedades pulmonares y del aparato respiratorio. Por medio de vata y del elemento viento/aire tiene influencia sobre la piel. También permite tratar enfermedades de su órgano relacionado: el intestino grueso
Número de siras: 11; la número 1 comienza en el órgano, la número 11 concluye en el dedo pulgar (Fig. 24 y 28, Cap. 7).

Meridiano del intestino grueso (*vrihdantra dhamani*)

Órgano: intestino grueso (*vrihdantra*)
Elemento: aire/viento
Dosha: vata (principal)
Hora punta de energía: entre las 5 h y las 7 h
Ubicación del meridiano: exterior de ambos brazos
Flujo de energía: ascendente. Recibe prana del anterior meridiano de vata, el del pulmón, que tiene el flujo descendente. Desde el meridiano del intestino grueso, prana conecta con su dosha próximo (kapha) y su meridiano relacionado, el del estómago.
Síndromes asociados: este meridiano permite tratar síndromes similares a los del meridiano del pulmón, sin embargo también es útil para las enfermedades asociadas con el dolor o ubicadas a lo largo del meridiano. También

puede ser utilizado para la analgesia quirúrgica del cuello, especialmente de la glándula tiroides.
Número de siras: 20; la número 1 comienza en el dedo índice, la número 20 termina junto al ala de la nariz (Fig. 25, 30 y 31, Cap. 7).

Existen dos meridianos pránicos en las extremidades superiores que se relacionan con el dosha pitta: el meridiano del corazón (C) y del intestino delgado (ID). Cada brazo tiene un grupo de ambos meridianos. Estos dos órganos tienen sus meridianos en los brazos y se conectan entre sí; el prana fluye primero a lo largo de uno y después del otro.

Meridiano del corazón (*hridaya dhamani*)

Órgano: corazón (*hridaya*)
Elemento: fuego
Dosha: pitta (principal)
Hora punta de energía: entre las 11 h y las 13 h
Ubicación del meridiano: zona interna de ambos brazos
Flujo de energía: descendente centrífugo. Transmite prana al siguiente meridiano pitta, el del intestino delgado, que tiene el flujo ascendente. El corazón recibe el flujo de prana del dosha anterior, kapha, del meridiano del bazo.
Síndromes asociados: el meridiano del corazón permite tratar síndromes relacionados con enfermedades y dolencias cardiacas, problemas pitta (sudoración), algunos desórdenes psíquicos asociados principalmente al sistema nervioso y a las emociones (como el pericardio) así como enfermedades propias de las áreas que atraviesa el meridiano (brazo).
Número de siras: 9; la número 1 comienza en el pecho (cerca de la axila), la número 9 concluye en el dedo meñique (Fig. 24 y 28, Cap. 7).

Meridiano del intestino delgado (*laghvantra dhamani*)

Órgano: intestino delgado (*laghvantra*)
Elemento: fuego
Dosha: pitta (principal)
Hora punta de energía: entre las 13 h y las 15 h
Ubicación del meridiano: parte externa de ambos brazos
Flujo de energía: ascendente. Recibe prana del meridiano relacionado con pitta (corazón). El intestino delgado transmite prana al próximo meridiano vata, que es el de la vejiga, que tiene el flujo descendente.

Síndromes asociados: este meridiano permite tratar síndromes propios del intestino delgado, así como aquellos que se relacionan con el calor o la inflamación, especialmente a lo largo de la trayectoria del meridiano.
Número de siras: 19; la número 1 comienza en el costado externo de la uña del dedo meñique, la número 19 concluye cerca del trago de la oreja (Fig. 25, 30 y 31, Cap. 7).

Existen dos meridianos pránicos en las extremidades superiores que se relacionan con el dosha kapha: el meridiano del tridosha (TD) y el del pericardio (Pe). Cada brazo tiene un grupo de ambos meridianos.

Estos dos órganos conceptuales tienen sus meridianos en los brazos y se conectan entre sí. El prana fluye primero a lo largo de uno y después del otro.

Meridiano del tridosha (*shleshmashaya dhamani*)

Órgano: tridosha (*shleshmashaya*)
Elemento: agua (+)
Dosha: kapha (secundario)
Hora punta de energía: entre las 21 h y las 23 h
Ubicación del meridiano: exterior de ambos brazos
Flujo de energía: ascendente centrípeto, pero de efecto transversal en el torso. El meridiano tridosha recibe el flujo de prana del meridiano anterior, el del pericardio, de su dosha relacionado –kapha. Transmite el flujo de prana a su próximo dosha relacionado –pitta–, al meridiano de la vesícula biliar, cuyo flujo es descendente.
Síndromes asociados: este meridiano permite tratar síndromes que evidencian bloqueos en la función de algún sistema, por ejemplo, el estreñimiento y la parálisis nerviosa. También es útil para los tratamientos de dolor a lo largo de la trayectoria del meridiano (brazo). Tiene un gran efecto sobre el oído, ya que el meridiano pasa por la totalidad de su perímetro.
Número de siras: 23; la número 1 comienza en el dedo anular, la número 23 concluye en el extremo externo de la ceja (Fig. 25, 28 y 31).

Meridiano del pericardio (*talahridaya dhamani*)

Órgano: pericardio (*talahridaya*)
Elemento: agua (+)
Dosha: kapha (secundario)
Hora punta de energía: entre las 7 h y las 9 h

Ubicación del meridiano: parte interior de ambos brazos
Flujo de energía: descendente centrífugo. Transmite el flujo de prana a su dosha relacionado –kapha– del meridiano del tridosha, cuyo flujo es ascendente. El meridiano del pericardio recibe el flujo de prana del meridiano anterior, el del riñón, relacionado con el dosha vata.
Síndromes asociados: permite tratar síndromes tales como la esquizofrenia, los trastornos maniaco depresivos, el nerviosismo, las palpitaciones, la ansiedad y algunas arritmias. Por ello, el canal también recibe el nombre de *manodhara* o soporte de la mente. También puede ser útil para tratar algunas enfermedades cardiacas, como la angina de pecho, y las dolencias en los brazos, donde se encuentra localizado el meridiano.
Número de siras: 9; la número 1 comienza en el órgano, la número 9 concluye en el dedo medio (Fig.27 y 28).

Extremidades inferiores

En cada extremidad inferior también existen dos meridianos pránicos que se relacionan con el dosha vata: el meridiano del riñón (R) y el de la vejiga urinaria (V). Al igual que para las extremidades superiores, cada extremidad inferior tiene un grupo de ambos meridianos. Tanto la vejiga urinaria como el riñón son órganos vata secundarios que tienen un efecto directo sobre este dosha a través de la acción drenante y, por lo tanto secante, del riñón y de la vejiga.

Meridiano del riñón (*vrikka dhamani*)

Órgano: riñón (*vrikka*)
Elemento: agua (-)
Dosha: vata (secundario)
Hora punta de energía: entre las 17 h y las 19 h
Ubicación del meridiano: zona interior de ambas piernas
Flujo de energía: ascendente centrípeto. Transmite prana al próximo meridiano del dosha, kapha, que es el meridiano del pericardio, cuyo flujo es descendente. El meridiano del riñón recibe el flujo de prana del meridiano relacionado con vata, el de la vejiga, cuyo flujo es descendente.
Síndromes asociados: este meridiano permite tratar desequilibrios del aparato reproductor, del aparato urinario y suprarrenal (afectado por el estrés), del esqueleto y problemas relacionados con la retención de fluidos. Además, como órgano vata, también afecta al sistema nervioso.

Número de siras: 27; la número 1 comienza en la planta del pie, la número 27 concluye en la parte superior del tórax (Fig. 26, 27 y 28).

Meridiano de la vejiga urinaria (*mutrashaya dhamani*)

Órgano: vejiga urinaria (*mutrashaya*)

Elemento: agua (-)

Dosha: vata (secundario)

Hora punta de energía: entre las 15 h y las 17 h

Ubicación del meridiano: parte de posterior del cuerpo y de las piernas.

Flujo de energía: descendente centrífugo. El meridiano de la vejiga transmite prana al próximo meridiano de vata, el del riñón, cuyo flujo es ascendente. El meridiano de la vejiga recibe prana del dosha anterior, pitta, del meridiano del intestino delgado.

Síndromes asociados: este meridiano refleja síndromes parecidos a los de los riñones, especialmente el letargo (provocado por la insuficiente adrenalina en el cuerpo debida a unas glándulas adrenales agotadas, que están conectadas con los riñones), el dolor en la parte inferior de la espalda y los trastornos en los aparatos urinario y reproductor, especialmente durante su hora punta, de las 15 h a las 17 h. También permite tratar dolores y problemas localizados en la zona del trayecto del meridiano a lo largo del cuerpo. El meridiano de la vejiga posee doce puntos o siras para tratar los *srotas* cuando estos presentan un problema crónico.

Número de siras: 67; la número 1 comienza en la esquina interna del ojo, la 67 concluye en el costado de la uña del dedo meñique del pie (Fig. 29, 30 y 31).

Existen dos meridianos pránicos en las piernas que se relacionan con el dosha pitta: el meridiano del hígado (H) y el de la vesícula biliar (VB). En cada extremidad inferior existe un grupo de ambos meridianos.

Meridiano del hígado (*yakrt dhamani*)

Órgano: hígado (*yakrt*)

Elemento: éter

Dosha: pitta (secundario)

Hora punta de energía: entre la 1 h y las 3 h

Ubicación del meridiano: cara interna de ambas piernas

Flujo de energía: ascendente (*dhatu dhamani*) centrípeto. Transmite el flujo de prana al próximo dosha –vata– del meridiano del pulmón, cuyo flujo es descendente. El hígado recibe el flujo de prana del meridiano anterior, el de la vesícula biliar, de su dosha relacionado, que es pitta.

Síndromes asociados: este meridiano permite tratar dolencias propias del hígado, enfermedades musculares y de los tejidos blandos de la pierna y enfermedades del aparato reproductor (por donde pasa el meridiano), especialmente aquellas que producen hemorragias. Además, este meridiano permite aliviar ciertos dolores, como el de cabeza. El marma kurccha (H 3) en el pie tiene una relación directa con el marma kurccha en la mano (IG 4), siendo ambos importantes puntos analgésicos del cuerpo que comparten el mismo nombre tradicional.

Número de siras: 14; la número 1 comienza en el dedo gordo del pie, la 14 concluye justo debajo del diafragma (Fig. 24 y 28).

Meridiano de la vesícula biliar (*pittashaya dhamani*)

Órgano: vesícula biliar (*pittashaya*)

Elemento: éter

Dosha: pitta (secundario)

Hora punta de energía: entre las 23 h y la 1 h

Ubicación del meridiano: parte exterior de ambas piernas

Flujo de energía: descendente centrífugo. Transmite el flujo de prana a su dosha relacionado, pitta, del meridiano hígado, cuyo flujo es ascendente. La vesícula biliar recibe el flujo de prana del meridiano anterior, el meridiano tridosha, del dosha kapha.

Síndromes asociados: este meridiano permite tratar problemas del mismo órgano de la vesícula biliar y del hígado, también aquellos que están relacionados con el calor o la inflamación, en particular en los órganos situados a lo largo de la trayectoria del meridiano descrita, incluidos ojo, oreja y cuello. También permite tratar el dolor y la parálisis de la pierna por donde pasa el meridiano.

Número de siras: 44; la número 1 comienza en la esquina externa del ojo, la 44 concluye en la esquina de la uña del cuarto dedo del pie (Fig. 28, 29, 30 y 31).

En cada extremidad inferior también existen dos meridianos pránicos que se relacionan con el dosha kapha: el meridiano del bazo (B) y el del estómago (E). Cada miembro inferior tiene un grupo de ambos meridianos.

Estos dos órganos tienen sus meridianos en las extremidades inferiores y se conectan entre sí. El prana fluye primero a lo largo de uno y después del otro.

Meridiano del bazo (*pliha dhamani*)

Órgano: bazo (*pliha*)

Elemento: tierra

Dosha: kapha (principal)

Hora punta de energía: entre las 9 h y las 11 h
Ubicación del meridiano: zona interior de ambas piernas
Flujo de energía: ascendente centrífugo. El meridiano del bazo recibe prana del dosha relacionado –kapha– y del meridiano del estómago. Transmite prana al siguiente meridiano de pitta, el del corazón, que tiene flujo descendente.
Síndromes asociados: este meridiano permite tratar problemas digestivos, metabólicos e inmunológicos; enfermedades del tejido muscular y de los tejidos blandos, incluida la piel, y desequilibrios en las zonas que atraviesa.
Número de siras: 21; la número 1 comienza en la esquina interna de la uña del dedo gordo del pie, la número 21 concluye en el costado del cuerpo, en la axila (Fig. 27 y 28).

Meridiano del estómago (*amashaya dhamani*)
Órgano: estómago (*amashaya*)
Elemento: tierra
Dosha: kapha (principal)
Hora punta de energía: entre las 7 h y las 9 h
Ubicación del meridiano: zona frontal de ambas piernas, torso y cara
Flujo de energía: descendente centrífugo. Transmite prana al próximo meridiano de kapha, el del bazo, que tiene el flujo ascendente. El estómago recibe prana del meridiano del dosha anterior –vata–, el del intestino delgado.
Síndromes asociados: este meridiano permite tratar enfermedades del estómago y de los órganos relacionados con este como son el bazo y el páncreas; desequilibrios de los órganos abdominales y reproductores (a través de su meridiano relacionado del bazo) y bloqueos. Así mismo, también están asociadas con este meridiano las enfermedades que afectan a las áreas que atraviesa.
Número de siras: 45; la número 1 comienza debajo del centro del párpado inferior, la 45 concluye en el segundo dedo del pie (Fig. 28, 31 y 33).

Las nadis decimotercera y decimocuarta

Así como existen catorce *srotas* en ayurveda –y dos adicionales exclusivos para la mujer–, también son catorce los meridianos en marmapuntura. A los doce meridianos de los órganos se suman otros dos adicionales que son: el vaso concepción o del nacimiento (*janma nadi* o *shukra nadi*) y el vaso gobernador o ministro (*amatya nadi* o *artava nadi*).

Estos dos meridianos se relacionan con el concepto ayurvédico de los dos órganos extraordinarios que son el cerebro –en la zona de *amatya nadi*– y los órganos reproductores –en la zona de *janma nadi*. Estos dos meridianos se relacionan con el meridiano yóguico (*sushumna nadi*) ubicado centralmente a lo largo de la columna vertebral y comunicado con los principales chakras o centros de energía.

Vaso concepción (*artava nadi o janma nadi*)
Órgano extraordinario del aparato reproductor
Nadi relacionada: sushumna
Ubicación del meridiano: parte anterior del torso
Número de siras: 24
Flujo de energía: ascendente. Recibe prana de la nadi sushumna; transmite prana a la parte anterior del torso, tiene el flujo ascendente y forma un circuito con la nadi shukra, que también tiene flujo ascendente, pero en la parte posterior del torso. El flujo de estas dos nadis (*shukra* y *artava*) está separado de los doces meridianos.
Síndromes asociados: este meridiano a menudo permite tratar síndromes relacionados con los aparatos reproductor y urinario; con las glándulas mamarias y la lactancia (el meridiano pránico se conecta con el útero y los pechos) y con las enfermedades del corazón y de los pulmones (VC 17 es el marma hridaya o marma del corazón). Además, un dolor sensible a lo largo de la mayor parte del meridiano vaso concepción –entre la ingle y los pechos– puede indicar tanto una importante enfermedad que afecta al aparato reproductor como la posibilidad de un embarazo. El vaso concepción posee seis siras que permiten tratar trastornos graves en los srotas. Los otros seis srotas tienen siras localizadas en otros meridianos contiguos al vaso concepción –una en el del estómago y otra en el del pulmón y dos en los meridianos del hígado y la vesícula biliar).
Número de siras: 24, incluyendo los cinco chakras y marmas; la número 1 comienza en el perineo, la número 24 concluye en el centro, justo bajo el labio inferior (Fig. 28 y 31).

Vaso gobernador o ministro (*shukra nadi o amatya nadi*)
Órgano extraordinario del sistema mental
Nadi relacionada: sushumna
Ubicación del meridiano: parte posterior del torso
Flujo de energía: ascendente. Recibe prana de la nadi sushumna; transmite prana a la parte posterior del torso y la cabeza, tiene el flujo ascendiente y

forma un circuito con la nadi artava, que también tiene flujo ascendente, pero en la parte anterior del torso. El flujo de estos dos nadis (*shukra* y *artava*) está separado de los doces meridianos.

Síndromes asociados: el vaso gobernador permite tratar enfermedades relacionadas con el sistema nervioso, el sistema inmunológico y las funciones cerebrales. Por ello, VG 20 (*adhipati marma*) afecta la función de la glándula pineal y es el mayor marma sedante del cuerpo y la mente, así como el mayor marma para tratar desórdenes psicológicos y neurológicos, mientras que VG 15 (*krikatika marma*) es el punto de estimulación más poderoso del cuerpo. El punto VG 24,5, a medio camino entre las cejas, llamado marma sthapani, es también el punto relacionado con el chakra del entrecejo (*ajña*) en yoga y regula la glándula pituitaria, necesaria para la correcta función hormonal. Tal es la importancia del meridiano o vaso gobernador (Fig. 30 y 31).

Número de siras: 28; la número 1 comienza cerca del recto, la número 28 concluye en el centro del paladar superior.

Srotas

La palabra *srotas* proviene del sánscrito *sru*, que significa «flujo». Se trata de un canal o conducto que permite que la sangre, el plasma, la orina, las heces, el sudor fluyan por el cuerpo.

Para el ayurveda, el cuerpo contiene numerosos canales o srotas que básicamente abastecen y nutren los diferentes tejidos del cuerpo. Si el flujo es correcto, también facilitan la limpieza, es decir, la eliminación de desechos.

Cuando estos canales tienen un flujo excesivo, los tejidos se inundan y sus funciones se vuelven hiperactivas. Cuando el flujo en estos canales es deficiente se produce una congestión de desechos, lo que puede causar un agotamiento de los tejidos.

Cuando se da un exceso de cualesquiera de los humores (*doshas*), puede suceder que se dirija a los canales y fluya en la dirección incorrecta. Como señala el Dr. David Frawley (2012), «mantener el flujo adecuado en los canales es esencial para la salud y para prevenir la enfermedad. Algunos de estos sistemas de canales son idénticos a los sistemas fisiológicos de la medicina occidental; otros son similares al concepto de meridianos de la medicina china». En general, los canales fisiológicos reciben el nombre de srotas, mientras que los canales energéticos son denominados nadis y dhamanis.

Los canales pueden verse bloqueados por la comida de naturaleza pesada (con tendencia a aumentar kapha y ama). Para desobstruirlos, se debe llevar una dieta más ligera y una terapia que favorezca el flujo de prana, que incluya la acupuntura, el masaje de los puntos marma, pranayama, meditación, yoga, etc.

Descripción de los srotas

Existen catorce srotas o canales principales en el cuerpo (para la mujer son dieciséis), del mismo modo que existen catorce meridianos de los órganos susceptibles de ser punzados, incluidos los meridianos vaso gobernador (*shukra nadi*) y vaso concepción (*artava nadi*) y catorce chakra nadis.

Los srotas pueden ser tratados mediante la punción de los puntos marma o siras adecuados.

Canales de nutrición/alimentación

Los srotas se clasifican en cinco grupos distintos, siendo el primero de ellos el que conecta el cuerpo con el ambiente externo y lo nutre especialmente a través del aire/prana, los alimentos y el agua.

Prana/aire – Pranavaha srotas

Son los canales por los que fluye la energía pránica o fuerza vital del cuerpo. Se consideran en este grupo no solo los canales del aparato respiratorio sino también el intestino grueso, donde se realiza buena parte de la absorción del prana a partir de los alimentos y el agua. Los canales energéticos o pránicos están directamente relacionados con estos canales.

Su funcionamiento se ve afectado por: desnutrición, hiperactividad o exceso de ejercicio físico, contaminación, tabaquismo.

Alimentos – Annavaha srotas

Estos canales son los que aportan los alimentos (*anna*) y son principalmente el aparato digestivo o tracto digestivo (mahasrota o el gran canal).

Su funcionamiento se ve afectado por: alimentos inadecuados, comida muy abundante o desnaturalizada, desequilibrio jathara agni.

Agua – Ambhuvaha srotas

Estos canales son los que aportan o regulan el metabolismo hídrico (*ambhu*), principalmente la calidad de la absorción del agua en el tracto digestivo.

Su funcionamiento se ve afectado por: miedo, exposición prolongada al calor, ama, alcohol, exceso de comida seca.

Los canales de tejidos

Estos canales están directamente relacionados con los siete tejidos (*dhatus*) que considera el ayurveda.

Plasma – Rasavaha srotas

Son los canales por los que fluye el plasma (*rasa*) y están relacionados con los sistemas linfático y circulatorio.

Su funcionamiento se ve afectado por: exceso de kapha (preocupaciones o alimentos excesivos).

Sangre – Raktavaha srotas

Son los canales por los que fluye la sangre (*rakta*) y están relacionados con el sistema circulatorio, originándose en el hígado –donde se producen las células.

Su funcionamiento se ve afectado por: comidas o bebidas demasiado picantes o excesivamente estimulantes, calor excesivo, es decir, todo aquello que aumenta pitta.

Músculo – Mamsavaha srotas

Son los canales por los que fluyen los nutrientes de los músculos (*mamsa*) y consecuentemente están relacionados con el sistema muscular.

Su funcionamiento se ve afectado por: dietas con alimentos pesados que aumentan kapha, dormir en exceso.

Grasa – Medovaha srotas

Son los canales que aportan grasa o tejido adiposo (*medas*) al cuerpo, originándose en los riñones y el abdomen.

Su funcionamiento se ve afectado por: ejercicio físico insuficiente, dormir excesivamente, demasiados alimentos de tipo kapha (grasos, aceitosos).

Hueso – Asthivaha srotas

Son los canales que proporcionan nutrientes a los huesos (*asthi*) y se relacionan con el esqueleto.

Su funcionamiento se ve afectado por: dietas de tipo vata, distensión en las articulaciones por exceso de movimientos bruscos o sacudidas.

Médula ósea/nervio – Majjavaha srotas

Son los canales que proporcionan médula ósea o tejido nervioso (*majja*) al cuerpo y por lo tanto están relacionados con el sistema nervioso y el cerebro. Tienen su origen en los huesos y los riñones.

Su funcionamiento se ve afectado por: heridas traumáticas (físicas y emocionales), ruidos abundantes.

Tejido reproductivo – Shukravaha srotas

Son los canales que suministran al tejido reproductivo (semen y óvulos) y por lo tanto están relacionados con el aparato reproductor en general. En los hombres, estos canales se originan en los testículos, mientras que en las mujeres lo hacen en el útero.

Su funcionamiento se ve afectado por: cirugía (en particular las cicatrices que bloquean los canales) y la quimioterapia y la radioterapia, prácticas sexuales excesivas y la supresión de un fuerte deseo sexual.

Canales de desechos

Se trata de los canales que se ocupan del los materiales de desecho del cuerpo, principalmente orina, heces y sudor.

Sudor – Swedavaha srotas

Son los canales que transportan el sudor (*sweda*) y en ellos también se incluye el sistema sebáceo. Se originan en el tejido adiposo y en el cabello.

Su funcionamiento se ve afectado por: ejercicio físico y calor excesivos, ingerir demasiados alimentos calientes, rabia excesiva.

Heces – Purishavaha srotas

Son los canales por los que circulan las heces (*purisha*) e incluyen el aparato excretor, principalmente el intestino grueso y el recto.

Su funcionamiento se ve afectado por: supresión del deseo de evacuar, ingerir alimentos antes de que la anterior comida se haya digerido, agni bajo o comida demasiado abundante.

Orina – Mutravaha srotas

Son los canales por los que circula la orina (*mutra*) y están relacionados con el aparato urinario, principalmente los riñones y la vejiga, uréter y uretra.

Su funcionamiento se ve afectado por: uso incorrecto de los órganos del aparato reproductor/urinario, traumatismo, viajar demasiado ya que afecta a los riñones.

Canales reproductores femeninos

Son particulares a la mujer ya que incluyen el sistema reproductor femenino y los canales de la concepción, la menstruación y la lactancia materna.

Menstruación – Artavavaha srotas

Son los canales que regulan y por los que circula el flujo menstrual (*artava*) y también se incluyen las secreciones que se producen durante el acto sexual. Están relacionados con el sistema reproductor femenino y tienen su origen en el útero. El meridiano vaso de concepción (*janma nadi*) de la acupuntura está directamente relacionado con estos canales; se origina en el sistema reproductor y atraviesa el área de reproducción y concepción (útero).

Su funcionamiento se ve afectado por: relaciones sexuales en exceso o escasas (si la persona las desea), desnutrición y emociones como el miedo, la ira, la aflicción.

Lactancia – Stanyavaha srotas

Son los canales de la lactancia, los que transportan la leche materna (*stanya*) y su origen se encuentra, como los demás canales de la mujer, en el útero. El meridiano vaso concepción (*janma nadi*) de la acupuntura está directamente relacionado con estos canales, ya que también atraviesa el área del pecho donde se produce la lactancia.

Su funcionamiento se ve afectado por: supresión de la leche materna o haber dado demasiado pecho.

Canales de la mente

Este grupo de canales está relacionado con la función de la mente que controla el cuerpo.

Proceso mental – Manovaha srotas

Son los canales por los que circulan los pensamientos, las ideas y las emociones y se relacionan con el sistema mental. También se comunican con el sistema nervioso (comunicación por impulsos nerviosos) y se relacionan con los sistemas nerviosos motores y sensoriales.

Su funcionamiento se ve afectado por: factores emocionales, excesivas emociones, supresión de las emociones, drogas alucinógenas, abundantes estímulos fuertes, como los sonido fuertes.

Ejemplos de tratamientos de los srotas

El tratamiento de los srotas puede llevarse a cabo punzando las siras adecuadas, como se muestra en los siguientes ejemplos.

Srotas de la mente

- VG 20: marma adhipati, punto máximo de sedación de vata.
- C 7: sira hridaya, máximo punto nervioso remoto de vata.

Srotas de la lactancia

- VC 17: marma hridaya, punto del corazón para tratar la agalactia.

Srotas de los músculos

- B 3: sira pliha prithvi, el punto base y corazón del bazo, también llamado sira mula pliha.

Srotas de los alimentos

- TD 9: marma indrabasti, aumenta agni (fuego metabólico) en el intestino delgado y favorece la correcta absorción.

Srotas del prana

- P 8: marma talahridaya, punto de fuego o marma/sira del flujo del corazón y el pulmón.
- VG 24,5: marma sthapani, el «tercer ojo», chakra del entrecejo, también con función pituitaria.

5
Los ciento siete marmas

De acuerdo con el ayurveda, un marma es un punto de la superficie del cuerpo donde se acumula el prana y también el lugar en que se concentran varios tejidos físicos, aunque no siempre es necesario que todos estén presentes.

Estos tejidos pueden ser:

- Tejido óseo (*asthi*)
- Músculos (*mamsa*)
- Ligamentos (*snayu*)
- Tejido nervioso (*majja*)
- Vasos sanguíneos (*sira*)
- Articulaciones (*sandhi*)

Explica Sushruta que «las uniones firmes de mamsa (músculos), siras (venas), *snayu* (ligamentos), huesos o articulaciones óseas son llamados marmas (o partes vitales del cuerpo) que natural y específicamente forman los asientos de la vida (*prana*). Por lo tanto, una herida en cualquiera de los marmas invariablemente produce síntomas característicos del marma en cuestión».[54]

«Ahora nosotros hablaremos del *shariram* [cuerpo] que trata específicamente los marmas o partes vitales del cuerpo (sitios donde las venas, arterias, ligamentos, articulaciones y músculos se unen y en los cuales una herida generalmente resulta fatal).

Existen ciento siete marmas (en el organismo humano) los cuales pueden ser divididos en cinco clases a saber: *mamsa marmas* [músculo], *shira marmas* [venas], *snayu marmas* [ligamentos], *asthi marmas* [hueso] y *sandhi marmas* [articulaciones]».[55]

Al parecer, el conocimiento de los marmas data de la época védica y era utilizado tanto por los médicos a la hora de curar aplicando la cirugía, como por los guerreros (*kshatriyas*) con el objetivo de lesionar al enemigo.

Del mismo modo, los acupunturistas ayurvédicos de India y Sri Lanka hacían uso de estos puntos vitales para curar no solo a seres humanos sino también a animales, como los elefantes, a los que también controlaban por los mismos puntos (utilizando un palo o un instrumento similar).

Los ciento siete marmas letales a los que alude Sushruta son en su mayor parte también algunos de los marmas utilizados en la actualidad por la acupuntura ayurvédica. Debe tenerse en cuenta, sin embargo, que en este contexto, letal no significa «que resulta en muerte» sino más bien que genera daño importante que puede derivar en la muerte. Algunos de los marmas utilizados en acupuntura no fueron clasificados por Sushruta y tampoco resultan necesariamente letales si reciben una herida. Se trata de unos marmas a los que Sushruta denomina siras. En el presente texto, utilizaremos indistintamente ambas formas –siras o marmas–, salvo cuando hagamos referencia específica a alguno de los ciento siete marmas.

Sin embargo, todos los marmas o siras son susceptibles de producir daño si se aplica el tipo apropiado de herida en ellos. Por ejemplo, un veneno inyectado en un marma o sira localizado en el antebrazo puede causar daños irreparables al órgano con el que se encuentra directamente relacionado el marma, que pudiera ser el intestino grueso. Meses o años después de que el veneno fuera inyectado, podría aparecer un cáncer en el colon.

«El cuerpo de una persona, herido en cualquier de los *vaikalyakara marmas*, puede seguir operativo bajo un hábil tratamiento médico; pero es inevitable una deformidad del órgano afectado».[56]

El conocimiento de los ciento siete marmas de Sushruta tuvo un efecto ejemplar para poder utilizarlos en cirugía, y permitió entender el daño directo de estos en los traumas importantes. Los marmas siempre contienen una o más siras asociadas, puntos sensibles que pueden ser punzados en la práctica de siravedhana o acupuntura ayurvédica.

De acuerdo con Sushruta, existen no menos de setecientas siras en el cuerpo humano, que están directamente relacionadas con lo que en la actualidad se conoce como «puntos de acupuntura». La Organización Mundial de la Salud (OMS) ha realizado una clasificación de estos puntos y ha establecido un sistema internacional de numeración, que la acupuntura ayurvédica también utiliza de manera convencional.

Criterios para una clasificación de los marmas

Tejido constituyente

Según el tipo de tejido constituyente que predomina, los ciento siete marmas letales se clasifican en las siguientes clases:

- Once (11) marmas relacionados con los músculos (*mamsa*)
- Cuarenta y un (41) marmas relacionados con las venas (*sira*)
- Veintisiete (27) marmas relacionados con los ligamentos (*snayu*)
- Ocho (8) marmas relacionados con los huesos (*asthi*)
- Veinte (20) marmas relacionados con las articulaciones (*sandhi*).

Ubicación

Los ciento siete marmas se ubican del siguiente modo en el cuerpo:

- Veintidós (22) en las piernas
- Veintidós (22) en los brazos
- Doce (12) en la parte anterior del torso
- Catorce (14) en la parte posterior del torso
- Treinta y siete (37) en la cabeza y la zona del cuello.

Marmas peligrosos

La acupuntura ayurvédica no suele punzar algunos marmas principales letales, ya que los considera extremadamente peligrosos y, por lo tanto, prohibidos. Entre estos se encuentran los marmas del pezón y del ombligo.

Efecto letal

Otro criterio clasificador de los marmas es respecto a sus efectos letales, que están relacionados con los cinco elementos. Efectivamente, las lesiones en los marmas son susceptibles de tener diferentes efectos en la salud que se hallan conectados con los cinco elementos. Estos distintos efectos se gradúan del número 1 al 5 según la inmediatez de la fatalidad, como muestra la siguiente clasificación de cinco tipos:

Sadya marmas

① Fatalidad inmediata, en un plazo de veinticuatro horas

Esto es debido a la conexión directa de los marmas con el elemento fuego, ya que el fuego es fácilmente debilitado.

Marmas de este tipo: shringataka, adhipati, shankha, matrika, guda, hridaya, basti y nabhi.

Kalantara marmas

② Fatalidad en un plazo de una quincena a un mes
Esto es debido a la conexión directa de los marmas con los elementos fuego y agua, ya que ambos (especialmente el agua) hacen que el trauma persista antes de sucumbir finalmente a la muerte.
Marmas de este tipo: talahridaya, kshipra, indrabasti, apalapa, apastambha, stanarohita, stanamula, simanta, katikataruna, parshva sandhi, vrihati y nitamba.

Vishalyaghna marmas

③ Fatalidad cuando el objeto punzante que hiere el marma (*shalya*) es retirado
Esto es debido a la conexión directa de los marmas con el elemento viento (*vata*), ya que el viento (y *prana*) tiende a escapar cuando es retirado el objeto, causando así la muerte.
Marmas de este tipo: utkshepa y sthapani.

Vaikalyakara marmas

④ Efecto invalidante o deformante al miembro u órgano relacionado
Esto es debido a la conexión de los marmas con el elemento agua, que tiende a alterar la forma (y la función) del organismo.
Marmas de este tipo: lohitaksha, ani, janu, urvi, kurccha, vitapa, kurpara, kukundara, kakshadhara, vidhura, krikatika, amsa, amsaphalaka, apanga, nila, manya, phana y avarta.

Rujakar marmas

⑤ Sensaciones extremadamente dolorosas
Esto es debido a la conexión de los marmas con los elementos fuego y viento, ya que ambos tienden a generar dolor.
Marmas de este tipo: manibandha, kurcchashira y gulpha.

Nombres de los marmas

Con frecuencia, los nombres de estos marmas se repiten; así, un marma situado en el brazo y otro ubicado en la pierna reciben el mismo nombre, kurccha. Con el fin de evitar la confusión que esto provoca, a menudo se antepone un término a modo de prefijo, como *pada* (pie), para denotar que ese marma se encuentra en la pierna y no en el brazo: *pada kurccha marma*.

A pesar de su intención esclarecedora, esta terminología suele provocar confusiones en la acupuntura ayurvédica, por lo que algunos de estos marmas reciben igualmente otros nombres. Por ello, y siempre que sea posible, aconsejamos utilizar los nombres tradicionales que proporciona Sushruta.

Clasificación de los marmas

A continuación presentamos una clasificación que toma como base la tipología de marmas según su tejido constituyente, pero que también suma otros criterios, algunos de ellos ya explicados anteriormente y otros que se tratarán en capítulos sucesivos.

Marmas musculares (*mamsa marmas*)

Talahridaya (superior)
Ubicación: palma de la mano
Sira[57] *(o punto) relacionada:* P 8
Pronóstico: ②
Efecto: dolor extremo que puede resultar en muerte, dolor cardíaco.
Terapia: estimula los pulmones (*vata*).

Talahridaya (inferior)
Ubicación: planta del pie
Sira relacionada: R 1
Pronóstico: ②
Efecto: dolor extremo que puede resultar en muerte, dolor cardíaco.
Terapia: estimula los riñones (*vata*).

Indrabasti (superior)
Ubicación: zona media del antebrazo
Siras relacionadas: Pe 4, P 5, TD 9
Pronóstico: ②
Efecto: hemorragia excesiva que puede resultar en muerte.
Terapia: estimula agni, el fuego digestivo del intestino.

Indrabasti (inferior)
Ubicación: zona media de la pantorrilla
Sira relacionada: V 57

Pronóstico: ②
Efecto: hemorragia excesiva que puede resultar en muerte.
Terapia: estimula agni, el fuego digestivo del intestino.

GUDA
Ubicación: zona del perineo, conectado con el intestino grueso
Siras relacionadas: VG 1, VC 1
Pronóstico: ①
Efecto: si sufre una lesión, esta puede resultar mortal; está en la misma zona que el chakra base.
Terapia: es el *apana vayu* punto local del torso, controla la defecación y las flatulencias, estimula las funciones urogenitales.

STANAROHITA
Ubicación: dos *anguli*[58] por encima de los pezones
Sira relacionada: B 20
Pronóstico: ②
Efecto: llena la cavidad torácica de sangre, tos excesiva y respiración dificultosa que puede resultar mortal.
Terapia: seda los brazos.

Marmas de las venas y arterias (*sira marma*)

NILA
Ubicación: en la garganta, cerca del inicio del esternón
Siras relacionadas: E 9, IG 18
Pronóstico: ④
Efecto: provoca adormecimiento, pérdida de sabor y afonía; si sufre una herida puede resultar mortal.
Terapia: equilibra el sentido del tiempo, trata la afonía y la pérdida de sabor.

MATRIKA
Ubicación: ubicado a ambos lados del cuello.
Siras relacionadas: VB 20, TD 16, ID 17, VG 15, VC 23
Pronóstico: ①
Efecto: puede resultar mortal.
Terapia: permite que la sangre fluya a la cabeza.

SHRINGATAKA
Ubicación: en las áreas temporal (1) y frontal de la cabeza (2) por encima de la línea del pelo.

Siras relacionadas: siras del marma lateral en la cabeza: VB 4, E 8, V 4; siras del marma central en la cabeza: VB 15, V 5, VG 22, VG 23.
Pronóstico: ①
Efecto: en general, calma los ojos, las orejas, la nariz y la lengua; si sufre una herida puede resultar mortal.
Terapia: estimula el sistema nervioso y calma los ojos, las orejas, la nariz y la lengua.

Apanga
Ubicación: rabillo de los ojos
Siras relacionadas: VB 1, TD 23
Pronóstico: ④
Efecto: ceguera o visión defectuosa.
Terapia: reduce el estrés nervioso y puede tratar la visión defectuosa.

Sthapani
Ubicación: centro de la cabeza, entre las cejas
Sira relacionada: extra meridiano VG 24,5
Pronóstico: ③
Efecto: relacionado con la glándula pituitaria y sede principal de prana; ubicación del chakra del entrecejo.
Terapia: equilibra la mente y el sistema nervioso, incluida la glándula pituitaria.

Phana
Ubicación: junto a los surcos del ala de la nariz, por debajo de ambos orificios nasales
Siras relacionadas: IG 19, IG 20
Pronóstico: ④
Efecto: pérdida del olfato.
Terapia: rinorrea, obstrucción nasal y sangrado por la nariz.

Stanamula
Ubicación: pezones, también inmediatamente debajo de los pezones
Siras relacionadas: B 17, E 17, E 18, R 22
Pronóstico: ②
Efecto: acumula kapha en el tórax, causando tos y respiración dificultosa.
Terapia: no se punza; asiste en tos y apnea.

Apalapa
Ubicación: en la zona de las axilas
Sira relacionada: P 1
Pronóstico: ②
Efecto: transforma la sangre en pus y puede resultar mortal.
Terapia: equilibra los sistemas nerviosos simpático y parasimpático.

Apastambha
Ubicación: zona central entre el pezón y la clavícula
Sira relacionada: B 19
Pronóstico: ②
Efecto: llena la cavidad torácica de aire; provoca tos y disnea que puede resultar mortal.
Terapia: asma, tos y dispepsia.

Hridaya
Ubicación: en el centro del tórax, en medio del esternón
Siras relacionadas: VC 15, VC 17
Pronóstico: ①
Efecto: equilibra sattva, rajas y tamas por ser su sede; permite tratar enfermedades del pecho y afecta a la circulación y la respiración.
Terapia: controla el flujo pránico centrífugo (*vyana vayu*), permite equilibrar la circulación y respiración; afecta a sadhaka pitta, que altera la percepción de las fantasías y la realidad cuando está viciado; permite tratar el órgano del pericardio.

Nabhi
Ubicación: ombligo
Sira relacionada: VC 8
Pronóstico: ①
Efecto: puede resultar mortal, la acupuntura ayurvédica no lo punza.
Terapia: aunque no es punzado, cuando es masajeado puede estimular el intestino delgado y el fuego que digiere (*pachaka pitta*); permite tratar la hiperacidez y las úlceras gástricas y duodenales. De acuerdo con algunas autoridades, nabhi es la unión de todas las siras (arterias/venas) y la principal sede de ingreso de prana en el cuerpo.

Parshva sandhi
Ubicación: parte posterior del torso, aproximadamente a nivel de las caderas
Sira relacionada: VB 26

Pronóstico: ②
Efecto: llena la cavidad abdominal de sangre, lo cual puede resultar mortal.
Terapia: mejora circulación.

Vrihati
Ubicación: entre la columna y el omóplato, a nivel del corazón
Siras relacionadas: V 47, V 18
Pronóstico: ②
Efecto: hemorragia excesiva que puede resultar en muerte.
Terapia: tos con sangre, síntomas cardíacos.

Lohitaksha
Ubicación: centro de las axilas y centro de la ingle (pliegue)
Siras relacionadas: C 1, H 11
Pronóstico: ④
Efecto: puede provocar hemorragia profusa y paralizar la pierna o el brazo.
Terapia: mejora la circulación y alivia el dolor en las extremidades.

Urvi (superior)
Ubicación: situado en el centro del antebrazo
Sira relacionada: Pe 2
Pronóstico: ④
Efecto: atrofia del brazo como secuela de una hemorragia excesiva.
Terapia: estimula los canales por donde circula el agua (*ambhuvaha srotas*), mejora la retención de orina, el edema y el dolor en el área de las axilas.

Urvi (inferior)
Ubicación: en el centro del muslo
Siras relacionadas: E 32, V 37
Pronóstico: ④
Efecto: atrofia de la pierna como secuela de una hemorragia severa.
Terapia: estimula los canales por donde circula el agua (*ambhuvaha srotas*), mejora la retención de orina, el edema y el dolor en el área inguinal.

Marmas tendinosos (*snayu marmas*)

Ani (superior)
Ubicación: aproximadamente, tres anguli por encima de la articulación del codo
Siras relacionadas: IG 12, TD 11, P 4
Pronóstico: ④

Efecto: provoca adormecimiento o parálisis de la pierna o el brazo.
Terapia: controla el tono muscular.

Ani (inferior)

Ubicación: aproximadamente, tres anguli por encima de la articulación de la rodilla
Siras relacionadas: VB 31, E 33, H 9, B 10
Pronóstico: ④
Efecto: causa adormecimiento o parálisis de la pierna o el brazo.
Terapia: controla el tono muscular.

Vitapa

Ubicación: entre el escroto y la región inguinal de la pierna
Sira relacionada: R 11
Pronóstico: ④
Efecto: provoca infertilidad e impotencia.
Terapia: impotencia, retención de orina, dolor genital externo y emisión seminal; afecta el tono muscular en la parte inferior del abdomen.

Kakshadhara

Ubicación: ubicado en la articulación entre el brazo y el pecho
Sira relacionada: TD 14
Pronóstico: ④
Efecto: puede resultar en hemiplejía.
Terapia: afecta el tono muscular en la parte superior del abdomen y en el pecho.

Kurccha

Ubicación: (a) en la piel interdigital entre el dedo gordo y el índice; (b) en el centro del dedo pulgar en la palma de la mano.
Siras relacionadas: IG 5, TD 3
Pronóstico: ④
Efecto: provoca la colocación incorrecta de la mano y también causa escalofríos. Este marma tiene que ver con vata y, por lo tanto, con el intestino grueso y el pulmón.
Terapia: tratamiento del intestino grueso, dolor.

Pada kurccha

Ubicación: dos anguli por encima de la comisura, entre el dedo gordo y el segundo dedo del pie.

Siras relacionadas: VB 42, H 3
Pronóstico: ④
Efecto: temblor y colocación incorrecta del pie.
Terapia: tratamiento de la hipertensión arterial, ictericia, sangrado uterino.

Kurccha shira
Ubicación: (a) en el área del dedo pulgar, en el pliegue de la muñeca, tanto en la superficie exterior como interior; (b) en él área del dedo meñique, área interior y exterior de la muñeca.
Siras relacionadas: TD 4, ID 5
Pronóstico: ④
Efecto: espasmo, dolor e hinchazón de la muñeca.
Terapia: tratamiento de síntomas cardíacos y pulmonares.

Pada kurccha shira
Ubicación: en la parte interior y exterior de la articulación del tobillo
Siras relacionadas: B 5, E 42
Pronóstico: ④
Efecto: dolor e hinchazón en el tobillo.
Terapia: dolor de piernas y espalda; epilepsia.

Basti
Ubicación: en la parte anterior, central del cuerpo, en el área de la ingle
Siras relacionadas: VC 3 a VC 6, V 28
Pronóstico: ②
Efecto: permite estimular kapha.
Terapia: enfermedades del aparato urogenital.

Kshipra
Ubicación: en el inicio de la comisura entre el pulgar y el dedo índice
Sira relacionada: IG 4
Pronóstico: ②
Efecto: convulsiones que pueden resultar en muerte.
Terapia: dolor de ojos, dolor de muelas, enrojecimiento y dolor en los dedos.

Pada kshipra
Ubicación: en el inicio de la piel interdigital entre el dedo pulgar del pie y el primer dedo del pie (a) en la parte superior del pie y en (b) la planta del pie.
Siras relacionadas: H 2, H 3

Pronóstico: ②
Efecto: convulsiones que pueden resultar en muerte.
Terapia: hinchazón, enrojecimiento y dolor en los ojos y en los dedos de los pies.

AMSA
Ubicación: en el centro de los hombros, entre la columna y el extremo del hombro
Sira relacionada: VB 21
Pronóstico: ④
Efecto: inmovilidad del brazo; marma del sistema hormonal que afecta a la garganta.
Terapia: estimula el chakra laríngeo, la tiroides y el sistema endocrino.

VIDHURA
Ubicación: justo debajo de la oreja
Siras relacionadas: TD 16, TD 17
Pronóstico: ④
Efecto: pérdida de la audición, movimiento de la cabeza.
Terapia: enfermedades del oído, parálisis facial.

UTKSHEPA
Ubicación: en el área temporal, en la línea del cuero cabelludo
Sira relacionada: extra al lado de E 8
Pronóstico: ③
Efecto: estimula el intestino grueso.
Terapia: dolores de cabeza temporales.

Marmas óseos (*asthi marmas*)

KATIKA TARUNA
Ubicación: en la unión de la articulación sacroilíaca
Siras relacionadas: V 31, V 53
Pronóstico: ②
Efecto: hemorragia excesiva con palidez en la piel que puede resultar en muerte.
Terapia: tratamiento de la articulación de la cadera.

NITAMBA
Ubicación: en el costado, por encima de la pelvis
Sira relacionada: V 54
Pronóstico: ②
Efecto: atrofia y debilidad en las extremidades que puede resultar en muerte.

Terapia: dolor en la parte inferior de la espalda, ciática, parálisis de las extremidades inferiores, trastornos del intestino grueso.

AMSAPHALAKA
Ubicación: al lado de la columna vertebral, al inicio del omóplato
Siras relacionadas: V 11, V 41
Pronóstico: ④
Efecto: resulta en atrofia o pérdida de sensibilidad en el brazo.
Terapia: dolor escapular y tratamiento del cuarto chakra (pecho).

SHANKHA
Ubicación: en la unión de los huesos frontal, esfenoide y temporal (en el extremo exterior de las cejas).
Sira relacionada: extra situado entre la parte superior del oído y el extremo externo de la ceja (en la proximidad de VB 4 y VB 5).
Pronóstico: ①
Efecto: puede resultar en muerte.
Terapia: la audición, los dolores de cabeza temporales.

Marmas de las articulaciones (*sandhi marmas*)

JANU
Ubicación: en la rodilla
Siras relacionadas: VB 34, V 40, E 35
Pronóstico: ④
Efecto: renquera, especialmente de la pierna y parte inferior de la espalda. Ayuda a estimular el corazón y el bazo.
Terapia: dolor de las piernas y de la parte inferior de la espalda, incluida la articulación de la cadera.

KURPARA
Ubicación: en el codo, por encima de la articulación
Siras relacionadas: IG 11, ID 8, TD 10
Pronóstico: ④
Efecto: disfunción motriz del brazo.
Terapia: adormecimiento del brazo, dolor del codo, dolor cardíaco, tos, asma.

SIMANTA
Ubicación: en la parte superior de la cabeza, en la unión entre las áreas frontal y temporal

Siras relacionadas: puntos extra (4) alrededor de adhipati (VG 20)
Pronóstico: ②
Efecto: temor y locura que puede resultar en muerte; favorece la circulación de la sangre en la cabeza.
Terapia: migraña, lagrimeo y temor.

Adhipati

Ubicación: en el centro de la parte superior de la cabeza
Sira relacionada: VG 20
Pronóstico: ①
Efecto: afecta seriamente al prana y al sistema nervioso, lo que puede resultar en muerte. Este marma es extremadamente útil para el tratamiento de la epilepsia y de enfermedades psiquiátricas; es la principal sede o puerta del prana.
Terapia: tratamiento de enfermedades psiquiátricas y enfermedades del sistema nervioso, equilibra el prana, la glándula pineal.

Gulpha

Ubicación: articulación del tobillo
Siras relacionadas: V 59, VB 39
Pronóstico: ④
Efecto: mutilación, dolor y parálisis de la pierna.
Terapia: tratamiento de la parálisis de la pierna y el dolor, especialmente en la articulación del tobillo.

Manibandha

Ubicación: en el centro de la articulación de la mano con el brazo, en la muñeca
Siras relacionadas: ID 5, TD 5
Pronóstico: ②
Efecto: disfunción motriz de la mano.
Terapia: tratamiento de las enfermedades de la muñeca, síndrome del túnel carpiano, dolor cardíaco y enfermedades mentales.

Kukundara

Ubicación: a ambos lados de la columna sacra y en el nudo sacrociático
Sira relacionada: VB 29
Pronóstico: ④

Efecto: parálisis, pérdida de la sensibilidad en la parte inferior de la espalda y la pierna.
Terapia: la sira VB 29 situada en la parte posterior del torso es también un marma (*kukuncara*) que controla apana vayu.

Avarta
Ubicación: en el extremo y apenas por encima de las cejas, aproximadamente al nivel del marma sthapani.
Sira relacionada: VB 14
Pronóstico: ④
Efecto: disminución de la visión y ceguera.
Terapia: tratamiento de enfermedades de la visión, sinusitis (frontal) y dolores de cabeza temporales.

Krikatika
Ubicación: en las articulaciones de las primeras vértebras cervicales y el borde del cráneo, justo por encima de la línea posterior del cabello.
Siras relacionadas: VG 15, VG 16
Pronóstico: ④
Efecto: pérdida del movimiento del cuello y de las funciones en la zona de la cabeza, que pueden resultar en pérdida de conocimiento.
Terapia: tratamiento del dolor de cuello y hombros.

Localización de los marmas

En general los marmas son fáciles de localizar, ya que son más sensibles a la presión o forman un área apenas hundida en el cuerpo. La mayoría de los marmas suele presentar dolor de leve a severo a la palpación, en especial cuando se ejerce presión con los dedos medio o pulgar de la mano; es así como su ubicación resulta obvia. Cuando existe una enfermedad en el cuerpo, los marmas (*sira*) que se relacionan directamente con la zona u órgano afectado reflejan mayor sensibilidad en sinergia con la enfermedad alejada del marma.

Los marmas (o *sira*) también pueden ser localizados mediante la medición basada en una unidad que se conoce como anguli o medida del dedo. El grosor del dedo pulgar del paciente es considerado, en general, como una anguli –adviértase que la unidad de medida de la anguli es la del paciente y no la del terapeuta. Así, un marma puede ubicarse, por ejemplo, «dos anguli proximales de la comisura entre el dedo gordo y el segundo dedo del pie»[59]; en este caso se trata del marma pada kurccha.

Actualmente, las siras se pueden localizar mediante un detector que mide la resistencia de la piel, un multímetro que mide la resistencia en ohmios. La sira es un punto que tiene menor resistencia que la zona de piel justo a su alrededor.

6
Las siras de marmapuntura

Las siras son pequeños canales o conductos que se conectan con los meridianos principales de los órganos (*dhamani*). En palabras de Joshi, las siras están «empotradas en las dhamani».[60] Estas siras terminan en la piel en forma de una pequeña zona o área puntual, similar a la cabeza de un alfiler. A través de este punto se puede insertar una aguja de acupuntura en la sira o estructura que tiene forma de tubo.

Las siras también pueden conectar con una zona o área mayor, lo que se conoce como marma, que es una área vital vulnerable que debe ser protegida de las lesiones. Algunos marmas contienen dos o más siras, mientras que otros solamente cuentan con una.

Durante largo tiempo, las siras han sido conocidas como puntos de acupuntura, pero en la actualidad otras terapias a base de láser, calor, frío, masajes de aceite, etc., hacen uso del conocimiento de estos puntos.

Estos puntos han sido clasificados siguiendo una nomenclatura que tiene en cuenta el meridiano y la cantidad de puntos que se encuentran en él. Así por ejemplo, el meridiano del pulmón (P) tiene once siras a lo largo de su trayectoria descendente en el brazo. De todas ellas, la número 1 se denomina P 1 y es la primera sira del meridiano que recibe prana –la que se encuentra en el área del pecho–, mientras que la número 11 –P 11– es la que está ubicada en el extremo del dedo pulgar y la última sira a la que alcanza el prana. Algunas de estas siras también están localizadas en zonas de marmas.

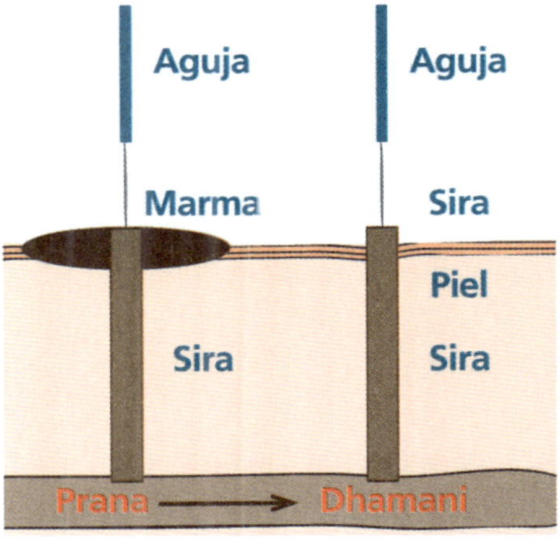

FIGURA 16: PUNTOS MARMA Y SIRAS

Criterios para una caracterización de las siras

Las siras pueden clasificarse de diversas maneras dependiendo de sus acciones y efectos. Algunas siras se relacionan directamente con alguno de los cinco elementos, mientras que otras se asocian más a los doshas o a diversas funciones corporales, como por ejemplo *prana vayu* (la energía que se absorbe), *udana vayu* (la energía ascendente) o *apana vayu* (la energía descendente).

Anguli y su medición

Para localizar los siras o marmas, la acupuntura ayurvédica utiliza como unidad de medida una especie de pulgada propia de cada individuo. Esto significa que la unidad de medida la proporciona el cuerpo del paciente y no del practicante. Esta medida recibe el nombre de *anguli*, que en sánscrito significa «dedo, pulgar».

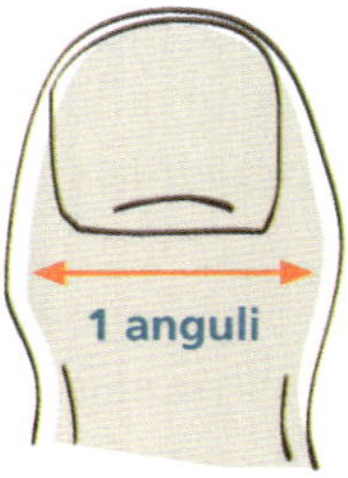

FIGURA 17

Son numerosas las culturas que en la antigüedad utilizaron como unidad de medida el dedo pulgar, por ejemplo, la pulgada.

Para conocer la medida de anguli del paciente basta medir las siguientes partes de su cuerpo:

1. La anchura de su dedo pulgar, mide una anguli. [Fig. 17]
2. La distancia entre la primera y la segunda articulación del dedo medio, cuando este forma un círculo con el dedo pulgar, mide también una anguli. [Fig. 18]
3. La distancia entre el dedo índice y el dedo meñique mide tres anguli cerca de la palma de la mano. [Fig. 19]

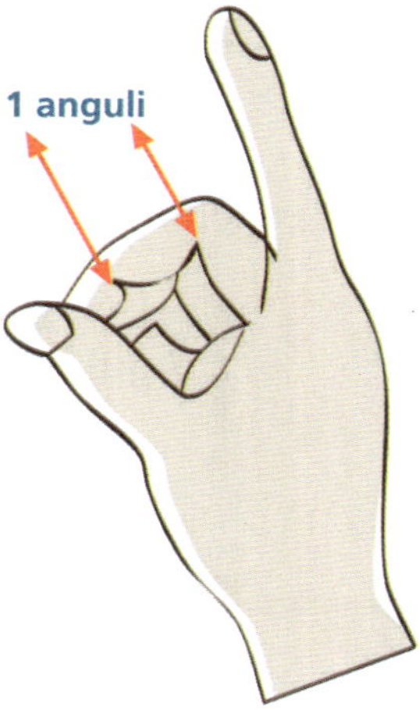

FIGURA 18

Para calcular la anguli personal del paciente también se puede utilizar el angulímetro.[61] Este instrumento, de aspecto parecido a un compás o a un calibrador, permite conocer diferentes medidas de anguli, a partir de la unidad básica del pa-

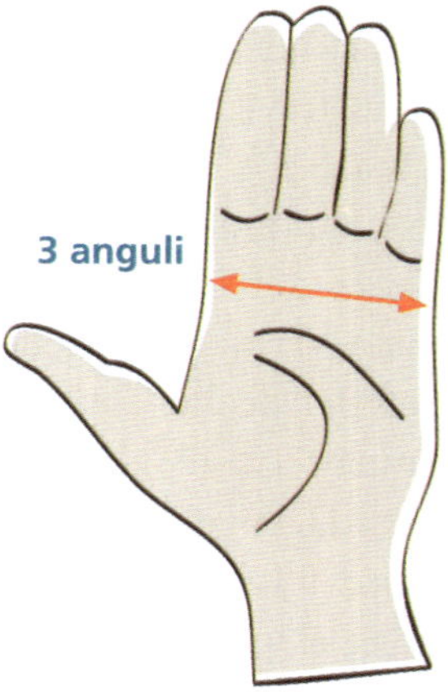

FIGURA 19

ciente, como se muestra claramente en la Figura 20. Estas medidas permiten localizar la sira de acuerdo con su posición en el cuerpo: por ejemplo, 1,5 anguli por encima del pliegue de la muñeca.

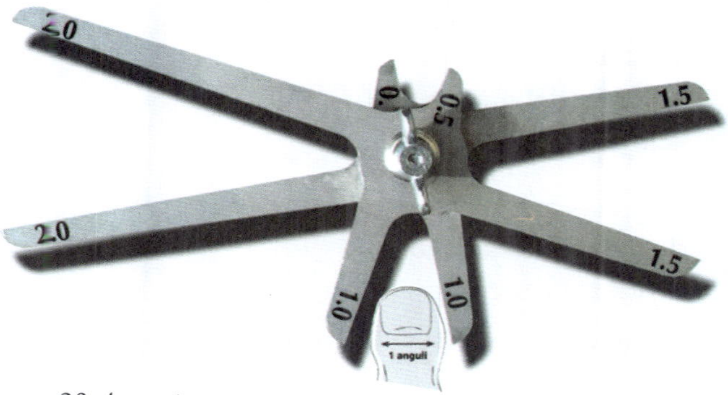

FIGURA 20: ANGULÍMETRO

Ubicación de las setecientas siras o acupuntos

En realidad, los veinticuatro meridianos son las veinticuatro dhamani de Sushruta, mientras que los puntos en los canales son las setecientas siras de Sushruta. Sushruta ha señalado que las siras están empotradas en las dhamani, aparte de las que están en los canales extra [nadi].[62]

DRS. B. K. JOSHI, R. L. SHAH Y G. JOSHI.

LAS SETECIENTAS SIRAS

Meridianos de las extremidades superiores	Derecha/Izquierda
MERIDIANOS VATA	
Meridiano del pulmón	11/11
Meridiano del intestino grueso	20/20
MERIDIANOS PITTA	
Meridiano del corazón	9/9
Meridiano del intestino delgado	19/19
MERIDIANOS KAPHA	
Meridiano del tridosha	23/23
Meridiano del pericardio	9/9

Meridianos de las extremidades inferiores	Derecha/Izquierda
MERIDIANOS VATA	
Meridiano del riñón	27/27
Meridiano de la vejiga	67/67
MERIDIANOS PITTA	
Meridiano del hígado	14/14
Meridiano de la vesícula biliar	44/44
MERIDIANOS KAPHA	
Meridiano del estómago	45/45
Meridiano del bazo	21/21
Meridianos del torso	
NADIS	
Nadi artava – Vaso concepción (VC)	24
Nadi shukra – Vaso gobernador (VG)	28
Siras extra, incluida VG 24,5, fuera de los meridianos	30
TOTAL	**700 siras**

Las siras y los cinco elementos

Desde tiempos inmemoriales, las bases del ayurveda se relacionan tanto con los tres doshas como con los cinco elementos gruesos o estructuras que los constituyen. Cada uno de los cinco elementos (*pancha mahabhutas*) tiene un punto o sira asociado en cada meridiano principal o dhamani.

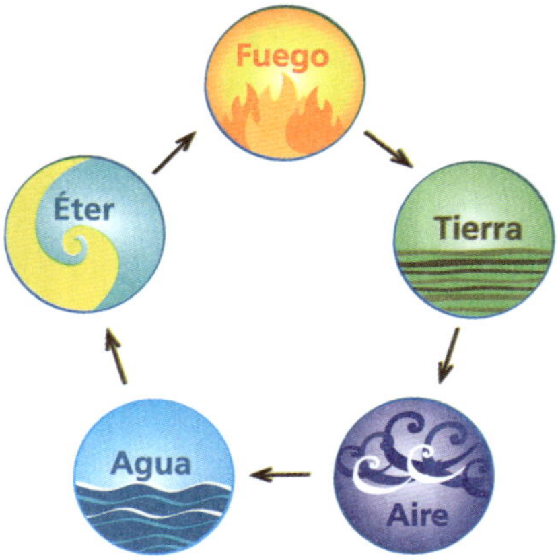

FIGURA 21: LOS CINCO ELEMENTOS

Cada meridiano tiene cinco siras a lo largo de su trayecto que se relacionan directamente con los cinco elementos de acuerdo con la rueda de soporte de los elementos [Fig. 21] y cuyo orden varía según que el meridiano sea de un órgano sólido o hueco, como se muestra en la siguiente tabla.

Nº	Punto de los cinco elementos	Órganos sólidos	Órganos huecos
1	Pozo/fuente (*kupa*)	éter	aire
2	Manantial (*sara*)	fuego	agua
3	Arroyo (*sarit*)	tierra	éter
4	Río (*dhuni*)	aire	fuego
5	Mar (*samudra*)	agua	tierra

Las cinco siras de los elementos de los meridianos de las vísceras huecas

Doshas y vísceras	Pozo (aire)	Manantial (agua)	Arroyo (éter)	Río (fuego)	Mar (tierra)
Vata 1º I. Grueso	IG 1	IG 2	IG 3	IG 5	IG 11
Vata 2º Vejiga	V 67	V 66	V 65	V 60	V 40
Pitta 1º I. Delgado	ID 1	ID 2	ID 3	ID 5	ID 8
Pitta 2º V. Biliar	VB 44	VB 43	VB 41	VB 38	VB 34
Kapha 1º Estómago	E 45	E 44	E 43	E 41	E 36
Kapha 2º Tridosha	TD 1	TD 2	TD 3	TD 6	TD 10

Las cinco siras de los elementos de los meridianos de los órganos sólidos

Doshas y órganos	Pozo (éter)	Manantial (fuego)	Arroyo (tierra)	Río (aire)	Mar (agua)
Vata 1º Pulmón	P 11	P 10	P 9	P 8	P 5
Vata 2º Riñón	R 1	R 2	R 3	R 7	R 10
Pitta 1º Corazón	C 9	C 8	C 7	C 4	C 3
Pitta 2º Hígado	H 1	H 2	H 3	H 4	H 8
Kapha 1º Bazo	B 1	B 2	B 3	B 5	B 9
Kapha 2º Pericardio	Pe 9	Pe 8	Pe 7	Pe 5	Pe 3

Las siras de los tres doshas

Como hemos visto anteriormente, las siras que se relacionan con los cinco elementos interactúan con el dosha al que están relacionadas y con el meridiano asociado. Así, por ejemplo, corresponden a vata los meridianos del pulmón y del intestino grueso que están relacionados con el elemento aire.

Los puntos de los cinco elementos en estos dos meridianos se relacionan entre sí y con los doshas. En el ejemplo anterior, vata se relaciona en los dos primeros puntos o siras P 11 –pozo (éter) del meridiano del pulmón– e IG 1 –pozo (aire) del meridiano del intestino grueso–, pues juntos constituyen vata en el brazo. Igualmente, el dosha pitta se encuentra en los puntos segundos P 10 e IG 2 –manantial (fuego y agua), respectivamente– y kapha en los puntos últimos, P 5 e IG 11 –mar (agua y tierra, respectivamente), como se muestra en el cuadro siguiente.

Las siras de los doshas

	Elemento asociado	Dosha	Ubicación
Sira pozo			
Meridiano víscera	aire	vata	dedo
Meridiano órgano	éter	vata	dedo
Sira manantial			
Meridiano víscera	agua	pitta	mano/pie
Meridiano órgano	fuego	pitta	mano/pie
Sira arroyo			
Meridiano víscera	éter		
Meridiano órgano	tierra		
Sira río			
Meridiano víscera	fuego		
Meridiano órgano	aire		
Sira mar			
Meridiano víscera	tierra	kapha	codo/rodilla
Meridiano órgano	agua	kapha	codo/rodilla

Este efecto de las siras de meridianos relacionados por el mismo elemento es esencial para que los tridoshas vata, pitta y kapha se encuentren y funcionen correctamente en las extremidades, brazos y piernas. Si las siras pozo de los meridianos de vísceras y de órganos tuvieran el elemento éter en común, los tridoshas no tendrían ninguna relación en los brazos o piernas por las dhamanis, ya que la combinación de estas siras no resultarían en los doshas. Así por ejemplo, las dos primeras siras de los meridianos relacionados por el mismo elemento –viento: meridiano del pulmón y del intestino grueso– no crearían la unión de vata en el brazo.

Los puntos puente (*setu siras*)

Cada meridiano tiene un punto llamado puente que conecta con el meridiano relacionado de la misma unidad dóshica; así, por ejemplo se conectan los dos meridianos de vata, pulmón e intestino grueso, que tienen el mismo elemento común, el viento.

Cada dosha se relaciona con cuatro meridianos; dos corresponden a los meridianos de los órganos principales del dosha, mientras que los otros dos corresponden a los órganos secundarios del dosha. Así por ejemplo, para vata, las cuatro dhamanis son las dos que corresponden a los pulmones y el intestino grueso (viento), que son sus órganos principales, y las otros dos son las que corresponden a los órganos secundarios del dosha vata, que son el riñón y la vejiga urinaria (agua).

El punto puente constituye un puente físico entre los meridianos asociados al dosha y el elemento en común; así, por ejemplo, entre los meridianos pitta del corazón y el intestino delgado y el elemento fuego.

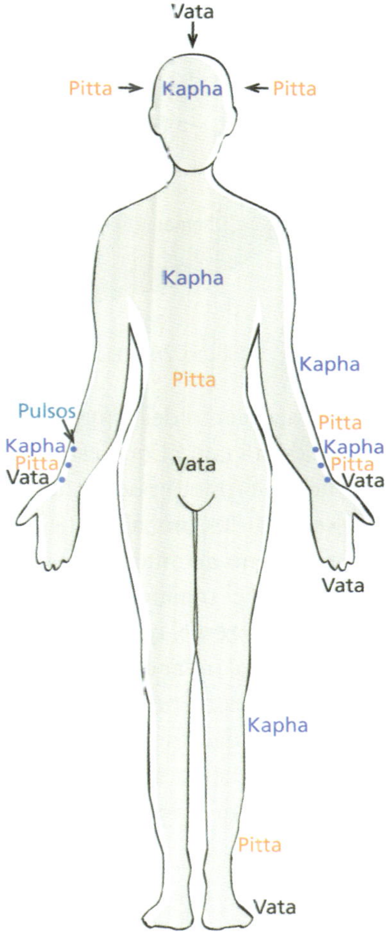

Figura 22

Los meridianos vaso gobernador y vaso concepción también cuentan cada uno con un punto puente.

Los puntos puente suelen considerarse las entradas o portales de los meridianos relacionados con un elemento, y están vinculados por una conexión energética. El efecto del tratamiento en un meridiano repercute en el meridiano relacionado y proporciona armonía y equilibrio a ambos. Por medio de este punto puente, los dos meridianos que comparten un mismo elemento asociado, se relacionan con el dosha. Así, por ejemplo, el meridiano del pulmón y su punto puente (P 7) conducen prana hasta el meridiano del intestino grueso y su punto puente (IG 6), ubicando el dosha vata en el brazo, de acuerdo con el elemento aire o viento, y equilibrando así ambos meridianos.

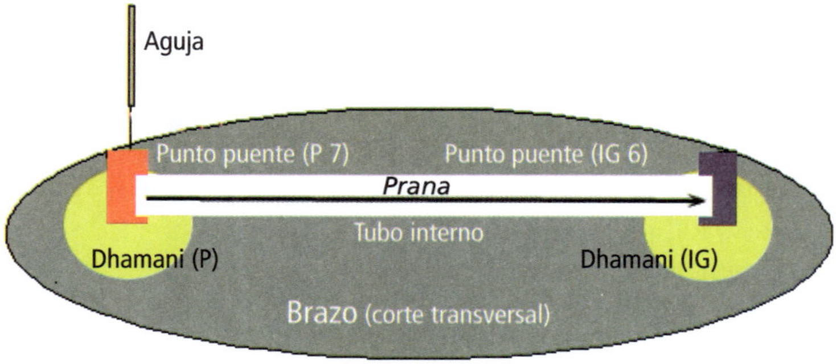

FIGURA 23: RELACIÓN ENTRE LOS PUNTOS PUENTE DE DOS MERIDIANOS

El tratamiento del punto puente de un meridiano específico afecta también al meridiano con el que está relacionado. Por ejemplo, si aplicamos un tratamiento en el punto puente del meridiano del pulmón –el meridiano de un órgano sólido–, es probable que tenga un efecto beneficioso en los desequilibrios del meridiano del intestino grueso, que es su órgano hueco relacionado.

Además, el tratamiento del punto puente también permite equilibrar el humor o dosha con el que se corresponde específicamente. Siguiendo con el ejemplo anterior, al tratar estos puntos puente se equilibra la energía pránica que fluye a través de los meridianos del pulmón y del intestino grueso, así como el vata en estos meridianos y órganos, y también las áreas que se hayan visto afectadas.

En la siguiente tabla presentamos los puntos puente correspondientes a cada meridiano con su dosha y elemento asociado.

LOS PUNTOS PUENTE (*SETU SIRAS*)

ELEMENTO	DOSHA	VÍSCERA	ÓRGANO
Aire	Vata 1°	IG 6 6	P 7
Agua (-)	Vata 2°	V 58	R 4
Fuego	Pitta 1°	ID 7	C 5
Éter	Pitta 2°	VB 37	H 5
Tierra	Kapha 1°	E 40	B 4
Agua (+)	Kapha 2°	TD 5	Pe 6

Los puntos base (*mula siras*)

Cada meridiano cuenta también con un punto, denominado base o *mula sira* –*mula* significa «base o raíz»–, que contiene la energía pránica del órgano relacionado y a través del cual se accede directamente a este, por ejemplo al pulmón.

En esta sira base es donde el prana se acumula en el meridiano y permite que la energía se incremente desde el órgano hacia el meridiano relacionado.

Esto es muy interesante cuando se produce un bloqueo del flujo de prana en un meridiano, como es el caso en una enfermedad crónica. Entonces, el punto base libera la energía desde el órgano hacia el meridiano para permitir su reequilibrio. El punto base de un meridiano no solo refleja la energía del órgano relacionado, sino también, en menor escala, del dosha en ese meridiano. Es decir, si se tratara del meridiano del pulmón, su punto base reflejaría el vata en este meridiano.

Además, el punto base refleja la condición del órgano con el que se relaciona. Así, por ejemplo, un desequilibrio en el intestino grueso puede producir una molestia en el punto base IG 4, que se encuentra en el punto de unión entre el dedo pulgar y el índice en la parte dorsal de la mano.

Los puntos base (*mula siras*)

Elemento	Dosha	Víscera	Órgano
Aire	Vata 1°	IG 4	P 9
Agua (-)	Vata 2°	V 64	R 3
Fuego	Pitta 1°	ID 4	C 7
Éter	Pitta 2°	VB 40	H 3
Tierra	Kapha 1°	E 42	B 3
Agua (+)	Kapha 2°	TD 4	Pe 7

Este conocimiento es importante, ya que también puede ser utilizado para emitir un diagnóstico. Existen instrumentos especiales que permiten medir la resistencia en todos los puntos base, tanto respecto a los meridianos del lado izquierdo del cuerpo, como del lado derecho. A continuación, estos resultado son introducidos en un ordenador que después de analizarlos es capaz de determinar el estado del órgano:

- deficiente (si la lectura es menor al promedio)
- en exceso (si la lectura es superior al promedio)
- desequilibrado (si existe una diferencia en las lecturas entre los meridianos izquierdo y derecho relacionados en sus puntos base)

Los puntos base suelen utilizarse para tratar enfermedades crónicas de manera más eficiente, ya que refuerzan el nivel de la energía pránica en el meridiano.

Además, los puntos base de todos los meridianos de órganos sólidos son también sus puntos arroyo. Por ello, estos puntos también pueden tratar desequilibrios de sus respectivos elementos. Así, por ejemplo, el punto Corazón 7 (C 7) tiene la calidad del elemento tierra que calma el corazón (acción kapha) cuando este punto se trata con la aguja.

Los puntos hendidura (*antara sira*)

Cada meridiano cuenta con un punto hendidura (*antara sira*) que se caracteriza por la gran cantidad de prana acumulado. Los puntos hendidura son muy útiles para tratar las afecciones agudas.

Los puntos hendidura (*antara sira*)

Elemento	Dosha	Víscera	Órgano
Aire	Vata 1°	IG 7	P 6
Agua (-)	Vata 2°	V 63	R 5
Fuego	Pitta 1°	ID 6	C 6
Éter	Pitta 2°	VB 36	H 6
Tierra	Kapha 1°	E 34	B 8
Agua (+)	Kapha 2°	TD 7	Pe 4

7
Las setecientas siras y sus efectos terapéuticos

En este capítulo, cada una de las siras de los meridianos está caracterizada según distintos criterios, entre los que destacan las indicaciones terapéuticas.

Siras del meridiano del pulmón (Fig. 24 y 28)

Indicaciones y localización de los puntos del meridiano del pulmón (*phuphusa dhamani*) (P).

* Marcaremos con un asterisco las siras más utilizadas

P 11*
Punto pozo (*kupa*)
Elemento asociado: éter
Dosha asociado: vata
Punto relacionado: pozo (aire) del meridiano del intestino grueso (IG)
Localización: a 0,1 anguli del ángulo radial de la uña, en el borde radial del dedo pulgar.
Indicaciones: enfermedades mentales de tipo vata como ansiedad, nerviosismo y llanto; pérdida de conciencia, tos, dolor de garganta, hemorragia nasal, asma y enfermedades febriles.
Punción: insertar la aguja de forma oblicua y superficialmente hacia arriba, a 0,1 anguli de profundidad.

P 10
Punto manantial (*sara*)
Elemento asociado: fuego
Dosha asociado: pitta
Punto relacionado: manantial (agua) del meridiano intestino grueso
Localización: en la mitad del primer metacarpiano, en el borde radial de este

Indicaciones: fiebre (*pitta*), tos, asma, hemoptisis, dolor e inflamación de garganta.
Punción: insertar la aguja perpendicularmente a 0,7 anguli de profundidad. Se puede aplicar el agnikarma, que es la terapia clásica del ayurveda que utiliza calor en siras o marmas.

P 9*
Punto arroyo (*sarit sira*) y punto base (*mula sira*)
Elemento asociado: tierra
Punto de tonificación
Localización: se encuentra en la depresión del lado radial de la arteria radial, al lado del hueso trapecio, en el pliegue transversal de la muñeca.
Indicaciones: palpitaciones, tos, dolor e inflamación de garganta, asma, hemoptisis, dolor y opresión torácicos, dolor en el hombro-brazo y en la parte interna del antebrazo, disnea.
Punción: insertar la aguja perpendicularmente, a 0,7 anguli de profundidad. Se puede aplicar el agnikarma.

P 8
Punto río (*dhuni sira*)
Elemento asociado: aire/viento
Dosha asociado: vata
Punto que controla la energía que se absorbe (*prana vayu*)
Localización: se encuentra en la depresión del lado radial de la arteria radial, a una anguli por encima del pliegue de la muñeca, en el lado interno de la apófisis estiloides del radio, en la prominencia más alta.
Indicaciones: tos, dolor e inflamación de garganta, dolor en pecho y muñecas, asma.
Punción: insertar la aguja perpendicularmente a 0,5 anguli de profundidad.

P 7*
Punto puente (*setu sira*) entre los meridianos del pulmón y del intestino grueso
Sira que controla bhrajaka pitta
Localización: se encuentra a 1,5 anguli en una depresión por encima del pliegue de la muñeca, en el origen de la apófisis estiloides del radio.
Indicaciones: tos, cefalea, dolor e inflamación de garganta, rigidez en cuello, trismos, debilidad en muñecas, parálisis facial y asma.

Punción: insertar la aguja oblicuamente a 0,5 anguli de profundidad. Se puede aplicar el agnikarma.

P 6*

Punto hendidura (*antara sira*)
Punto que controla la energía ascendente (*udana vayu*)
Forma parte del marma indrabasti (junto con TD 9 y Pe 4)
Localización: se encuentra en la cara anterointerna del antebrazo, 7 anguli por encima del pliegue transversal de la muñeca, en la línea que une P 9 y P 5.
Indicaciones: tos, asma, dolor e inflamación de garganta, dolor y trastornos motores en codos y brazos, amigdalitis, hemoptisis.
Terapia de marma indrabasti: estimula agni, el fuego digestivo intestinal.
Punción: insertar la aguja perpendicularmente a 0,7 anguli de profundidad. Se puede aplicar el agnikarma.

P 5*

Punto mar (*samudra sira*)
Elemento asociado: agua
Dosha asociado: kapha
Punto relacionado: mar (tierra) del meridiano del intestino grueso
Punto de dispersión
Punto que controla el agua que da percepción (*bodhaka kapha*) y el agua que da soporte (*avalambaka kapha*)
Localización: se encuentra en el pliegue transversal del codo, hacia el lado radial del músculo bíceps braquial.
Indicaciones: tos, asma, resfriado, dolor e inflamación de garganta, amigdalitis, hemoptisis, vómitos, erisipela, diarreas; dolor y trastornos motores en codos y brazos.
Punción: insertar la aguja perpendicularmente a 0,5 anguli de profundidad.

P 4*

Forma parte del marma ani (junto con IG 12 y TD 11)
Localización: se encuentra en la parte interna del brazo, 4 anguli por debajo del extremo de la fosa axilar y una anguli debajo de P 3, del lado radial del músculo bíceps braquial, en un surco.
Indicaciones: dolor en la parte interna de brazos, sensación de plenitud y opresión del pecho, tos.

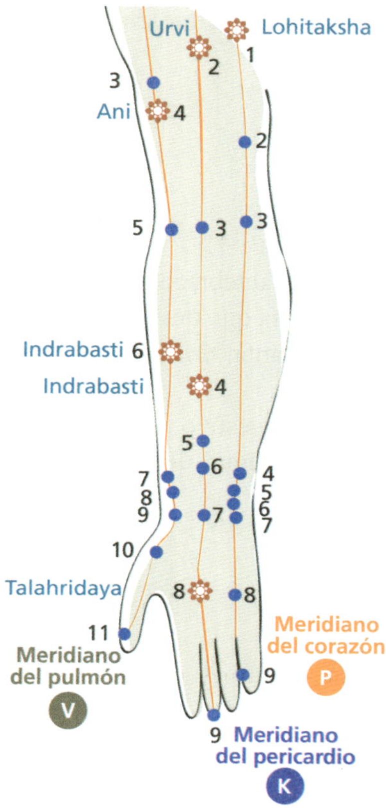

Figura 24

Terapia de marma ani: controla el tono muscular.
Punción: insertar la aguja perpendicularmente a 0,5 anguli de profundidad. Se puede aplicar el agnikarma.

P 3

Localización: se encuentra en la parte interna del brazo, 3 anguli por debajo del pliegue axilar y 6 anguli por encima de P 5, del lado radial del músculo bíceps braquial, en un surco.
Indicaciones: dolor en la parte interna de brazos, asma, epistaxis.
Punción: insertar la aguja perpendicularmente a 0,5 anguli de profundidad.

P 2

Localización: se encuentra en la depresión, a 6 anguli de la línea media o a 2 anguli lateralmente en el medio de la clavícula.
Indicaciones: dolor y opresión en pecho, dolor en hombros y brazos, dolor de espalda, disnea, tos.
Punción: insertar la aguja perpendicularmente a una anguli de profundidad. Se puede aplicar el agnikarma.

P 1*

Punto de alarma frontal del órgano pulmón y de los canales que aportan músculo (*mamsavaha srotas*)
Forma parte del marma apalapa
Localización: se encuentra una anguli por debajo de P 2, a 6 anguli de la línea media o a 2 anguli lateralmente en el medio de la clavícula, a la altura del primer espacio intercostal.
Funciones: forma parte de marma apalapa, por lo que es útil para regular el sistema nervioso autónomo, controla los canales del sistema nervioso (*majjavaha srotas*).

Indicaciones: dolor y opresión dolorosa en pecho, dolor en hombros y brazos, disnea, tos.
Terapia de marma apalapa: equilibra los sistemas nerviosos simpático y parasimpático.
Punción: insertar la aguja perpendicularmente y con la punta hacia afuera a 0,5 anguli de profundidad. Se puede aplicar el agnikarma.

Siras del meridiano del intestino grueso (Fig. 25, 30 y 31)

Indicaciones y localización de los puntos del meridiano del intestino grueso (*vrihdantra dhamani*) (IG).

IG 1
Punto pozo (*kupa sira*)
Elemento asociado: viento
Dosha asociado: vata
Localización: se encuentra en el dedo índice, en el lado radial, y a 0,1 anguli posterior al ángulo ungueal.
Indicaciones: pérdida de conocimiento; enfermedades febriles, dolor de garganta y de dientes, hinchazón en el área submaxilar, entumecimiento en los dedos.
Punción: insertar la aguja oblicuamente a 0,1 anguli de profundidad.

IG 2
Punto manantial (*sara sira*)
Elemento asociado: agua
Dosha asociado: pitta
Punto de dispersión
Localización: se encuentra en el dedo índice, en el lado radial de la segunda articulación metacarpo-falángica del segundo metacarpiano.
Indicaciones: epistaxis, visión borrosa, faringitis, dolor de garganta y de dientes, enfermedades febriles, lumbago.
Punción: insertar la aguja perpendicularmente a 0,3 anguli de profundidad. Se puede aplicar el agnikarma.

IG 3
Punto arroyo (*sarit sira*)
Elemento asociado: éter

Localización: se encuentra en el lado radial del dedo índice, en una depresión próxima a la cabeza del segundo hueso metacarpiano.
Indicaciones: dolor oftálmico, dolor en dientes y garganta, edema y enrojecimiento en los dedos y el dorso de la mano.
Punción: insertar la aguja perpendicularmente a una anguli de profundidad. Se puede aplicar el agnikarma.

IG 4*
Punto base (*mula sira*)
Controla ojas
Forma parte del marma kshipra
Localización: se encuentra cerca de la unión de la base del dedo pulgar e índice, en la membrana interdigital.
Indicaciones: enrojecimiento, edema y dolor oftálmico, cefalea, dolor de garganta, dolor de dientes, epistaxis, alteraciones motoras del nervio trigémino, parálisis facial; enfermedades febriles, transpiración, amenorrea, dolor abdominal, estreñimiento, diarrea, retraso en el trabajo de parto.
Terapia de marma kshipra: dolor en los ojos, dolor de muelas, enrojecimiento y dolor en los dedos.
Punción: insertar la aguja perpendicularmente a 0,7 anguli de profundidad. Se puede aplicar el agnikarma.

IG 5
Punto río (*dhuni sira*)
Elemento asociado: fuego
Dosha asociado: pitta
Forma parte del marma kurccha (junto con TD 3)
Localización: se encuentra en la tabaquera anatómica.
Indicaciones: dolor e inflamación de ojos y garganta, cefalea, dolor dental y en muñecas.
Terapia de marma kurccha: tratamiento del intestino grueso, dolor.
Punción: insertar la aguja perpendicularmente a 0,5 anguli de profundidad. Se puede aplicar el agnikarma.

IG 6
Punto puente (*setu sira*)
Localización: se encuentra a una distancia de 3 anguli por encima de IG 5, en la línea que une IG 5 con IG 11, en el lado externo del radio.

Indicaciones: dolores en hombros, codos, muñecas y brazos, edema, epistaxis, sordera.
Punción: insertar la aguja perpendicularmente a 0,5 anguli de profundidad. Se puede aplicar el agnikarma.

IG 7
Punto hendidura
Localización: se encuentra a una distancia de 2 anguli por encima de IG 6, en la línea que une IG 5 con IG 11, en el lado externo del radio.
Indicaciones: dolor en hombros y brazos; dolor e inflamación de garganta, cefalea, dolor abdominal, borborigmos, edema facial.
Punción: insertar la aguja perpendicularmente a 0,8 anguli de profundidad. Se puede aplicar el agnikarma.

IG 8
Localización: se encuentra 4 anguli por debajo de IG 11, en el lado externo del radio.
Indicaciones: dolor abdominal, dolor en codos y brazos.
Punción: insertar la aguja perpendicularmente a 0,7 anguli de profundidad. Se puede aplicar el agnikarma.

IG 9
Localización: se encuentra 3 anguli por debajo de IG 11, en el lado interno del radio.
Indicaciones: parestesias en manos y brazos, dolor en hombros y brazos, dolor abdominal, borborigmo, alteraciones motoras en las extremidades superiores y la cabeza.
Punción: insertar la aguja perpendicularmente a una anguli de profundidad. Se puede aplicar el agnikarma.

IG 10*
Localización: se encuentra 2 anguli por debajo de IG 11, en la línea que une IG 5 con IG 11, en el lado interno del radio.
Indicaciones: alteraciones motoras en las extremidades superiores y cabeza; vómitos, diarrea, dolor abdominal, dolor en hombros.
Punción: insertar la aguja perpendicularmente a 1,2 anguli de profundidad. Se puede aplicar el agnikarma.

IG 11*
Punto mar (*samudra sira*)
Elemento asociado: tierra
Dosha asociado: kapha
Punto relacionado: mar (agua) del meridiano del pulmón
Sira que controla ojas
Forma parte del marma kurpara (junto con ID 8 y TD 10)
Localización: con el codo flexionado, se encuentra en la extremidad del pliegue de flexión del codo, del lado interno del radio.
Indicaciones: alteraciones motoras en extremidades superiores y cabeza, dolor de garganta, amigdalitis, fiebre (por enfriamiento), urticaria, eccema, dermatitis, prurito, bocio, vómitos, diarrea, disentería, escrófula, dolor en hombros, brazos y codos, hipertensión arterial.
Terapia de marma kurpara: junto con ID 8 y TD 10 forma parte del marma kurpara, se utiliza para aliviar el adormecimiento en brazos, dolor en codos, dolor cardíaco, tos, asma.
Punción: insertar la aguja perpendicularmente a 1,5 anguli de profundidad. Se puede aplicar el agnikarma.

IG 12
Forma parte del marma ani (junto con P 4 y TD 11)
Localización: se encuentra a una distancia de una anguli superolateral de IG 11, en el borde interno del húmero.
Indicaciones: entumecimiento, dolor y contracción en codos y brazos.
Terapia de marma ani: controla el tono muscular.
Punción: insertar la aguja perpendicularmente a 0,5 anguli de profundidad. Se puede aplicar el agnikarma.

IG 13
Localización: se encuentra en la tabaquera anatómica, 3 anguli por encima de IG 11.
Indicaciones: escrófula; contracción y dolor en codos y brazos.
Punción: insertar la aguja perpendicularmente a una anguli de profundidad. Se puede aplicar el agnikarma solo durante diez minutos.

IG 14*
Sira que controla los canales por donde circula el agua (*ambhuvaha srotas*).
Localización: se encuentra en el sitio donde el extremo ínferoanterior del

músculo deltoides se cruza con el húmero por el lado radial, en la línea que une IG 11 con IG 15.
Indicaciones: alteraciones motoras en extremidades superiores y cabeza, dolor en hombros y brazos; escrófula, lumbago; enfermedades visuales.
Punción: insertar la aguja perpendicularmente a 0,7 anguli de profundidad, con cuidado de no lesionar los vasos humerales que pasan por esta zona. Se puede aplicar el agnikarma.

IG 15
Localización: se encuentra en la parte superior del hombro, en la depresión entre el acromion y la prominencia del húmero, en la depresión que queda en el borde anterior de la articulación acromio-clavicular al levantar el brazo en abducción completa.
Indicaciones: escrófula, rubéola; alteraciones motoras en extremidades superiores y cabeza, dolor en hombros y brazos.
Punción: insertar la aguja oblicuamente con la cabeza hacia abajo a 1,5 anguli de profundidad. Se puede aplicar el agnikarma.

IG 16
Localización: se encuentra en la depresión entre el extremo acromial y la espina escapular.
Indicaciones: dolor y alteraciones motoras de las extremidades superiores, dolor en hombros.
Punción: insertar la aguja perpendicularmente a 0,7 anguli de profundidad. Se puede aplicar el agnikarma.

IG 17
Localización: se encuentra en el costado del cuello, por encima del punto medio de la fosa supraclavicular E 12, una anguli por debajo del punto IG 18, en el borde posterior del músculo esternocleidomastoideo donde se unen la porción esternal y la porción clavicular.
Indicaciones: escrófula, inflamación y dolor de garganta, bocio, ronquera.
Punción: insertar la aguja perpendicularmente a 0,5 anguli de profundidad. Se puede aplicar el agnikarma.

IG 18*
Punto que controla los canales por donde circula la sangre (*raktavaha srotas*). Forma parte del marma manya.

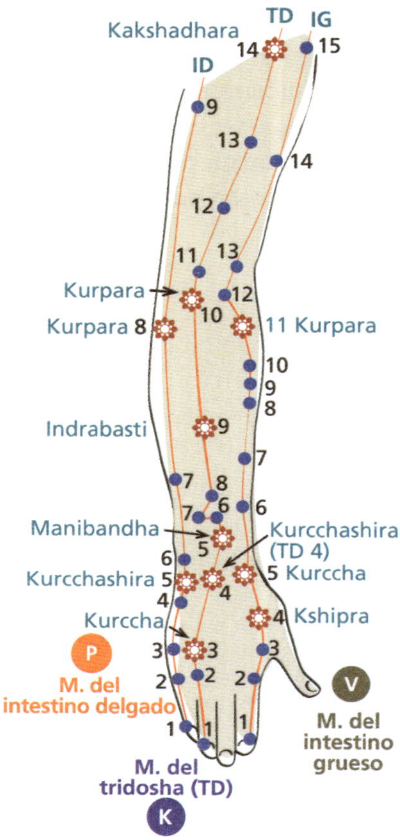

Figura 25

Localización: se encuentra a la altura de la nuez de Adán, en la parte lateral del cuello, entre la porción esternal y la porción clavicular del tendón del músculo esternocleidomastoideo, en el centro de este.
Indicaciones: escrófula, inflamación y dolor de garganta, bocio, ronquera, sensación de bloqueo en la garganta, afonía, tos, asma.
Terapia de marma manya: junto con E 9 y IG 18 forma los marmas supraclaviculares que se relacionan con el flujo de sangre y linfa a la cabeza. «Manya controla rasavaha srotas (los canales por donde circula el plasma) y raktavaha srotas (la sangre), además de udana vata y el flujo sanguíneo».[63]
Punción: insertar la aguja perpendicularmente a 0,5 anguli de profundidad. Se puede aplicar el agnikarma.

IG 19*
Forma parte del marma phana (junto con IG 20)
Localización: se encuentra justo por debajo del borde de la fosa nasal, a nivel del punto VG 26, a 0,5 anguli de este. El punto corresponde al meridiano del lado opuesto del cuerpo.
Funciones: controla el sentido del olfato.
Indicaciones: desviación de la boca, epistaxis, obstrucción nasal.
Terapia de marma phana: moqueo, obstrucción nasal, hemorragia nasal.
Punción: insertar la aguja oblicuamente a 0,3 anguli de profundidad.

IG 20*
Forma parte del marma phana (junto con IG 19)
Localización: se encuentra en el surco nasogeniano labial, a nivel del punto medio del borde externo de las alas de la nariz, o a 0,5 anguli fuera del ala de la nariz.

Indicaciones: desviación de la boca, epistaxis, obstrucción nasal, rinitis aguda, crónica o alérgica, rinorrea, anosmia, edema y prurito de la cara, parálisis y neuralgias faciales, enrojecimiento ocular, dolor en la región gástrica. «Controla el sentido del olfato, también controla vata y bodhaka kapha».[64]
Terapia de marma phana: moqueo, obstrucción nasal, hemorragia nasal.
Punción: insertar la aguja oblicuamente a 0,3 anguli de profundidad.

Siras del meridiano del corazón (Fig. 24 y 28)

Indicaciones y localización de los puntos del meridiano del corazón (*hridaya dhamani*) (C).

C 9*

Punto pozo (*kupa sira*)
Elemento asociado: éter
Dosha asociado: vata
Punto relacionado: pozo (aire) del meridiano del intestino delgado
Punto de tonificación
Localización: se encuentra en el meñique, lado radial, a 0,1 anguli posterior al ángulo ungueal.
Indicaciones: pérdida del conocimiento, trastornos mentales, dolor precordial y en la región del hipocondrio, palpitaciones, enfermedades febriles.
Punción: insertar la aguja oblicuamente a 0,1 anguli de profundidad. Se puede aplicar el agnikarma.

C 8*

Punto manantial
Elemento asociado: fuego
Dosha asociado: pitta
Punto relacionado: manantial (agua) del meridiano del intestino delgado
Localización: se encuentra entre el cuarto y el quinto metacarpiano, en el pliegue de flexión palmar, allí donde indica la punta del dedo meñique cuando se cierra la mano.
Indicaciones: presión torácica y ansiedad, tristeza, temor a la gente, falta de aliento, palpitaciones, dolor precordial, enuresis, disuria, prurito y dolor en los genitales, dolor y contractura de meñiques, dolor y sensación de agujetas en las manos; sensación de calor en las palmas, prurito dérmico.

Punción: insertar la aguja perpendicularmente a 0,3-0,5 anguli de profundidad. Se puede aplicar el agnikarma.

C 7*

Punto arroyo y punto base
Elemento asociado: tierra
Dosha asociado: kapha
Punto de sedación
Localización: se encuentra en el borde posterior del pisiforme, sobre el pliegue de la muñeca, hacia el lado radial del tendón del músculo flexor cubital del carpo.
Indicaciones: histeria, insomnio, mala memoria, irritabilidad, trastornos mentales, epilepsia dolor precordial, cefaleas, vértigo, palpitaciones, menstruación irregular, metrorragia, melena, anemia, hemoptisis, sequedad de garganta, inapetencia, sensación de calor en las palmas, llagas rebeldes, dermatitis, ceguera brusca, esclerótica amarilla, dolor en la región del hipocondrio.
Punción: insertar la aguja perpendicularmente a 0,3-0,5 anguli de profundidad. Se puede aplicar el agnikarma.

C 6*

Punto hendidura
Localización: se encuentra a una distancia de 0,5 anguli por encima del pliegue de la muñeca, en el lado radial del tendón del músculo flexor cubital del carpo.
Indicaciones: sudor nocturno, histeria, dolor precordial.
Punción: insertar la aguja perpendicularmente a 0,3-0,5 anguli de profundidad. Se puede aplicar el agnikarma.

C 5*

Punto puente
Localización: se encuentra en la cara anterointerna del antebrazo, una anguli por encima del pliegue de la muñeca, en el borde radial del tendón del flexor cubital del carpo.
Indicaciones: afasia con rigidez de la lengua, histeria, palpitaciones, mareo, vértigo, ansiedad, demencia calmada o agitada, pérdida de conocimiento, sudores nocturnos, dolor e inflamación de garganta, ronquera (afonía) súbita, enuresis, hematuria, dolor en la articulación temporomandibular, dolor en muñecas y brazos.

Punción: insertar la aguja perpendicularmente a 0,3-0,5 anguli de profundidad. Se puede aplicar el agnikarma.

C 4

Punto río
Elemento asociado: aire/viento
Localización: se encuentra a una distancia de 1,5 anguli por encima del pliegue trasversal de la muñeca por el lado de la palma de la mano, en el lado radial del tendón.
Indicaciones: contracción en codos y brazos, convulsión, dolor precordial, ronquera súbita.
Punción: insertar la aguja perpendicularmente 0,3-0,5 anguli de profundidad. Se puede aplicar el agnikarma.

C 3*

Punto mar
Elemento asociado: agua
Dosha asociado: kapha
Punto relacionado: mar (tierra) del meridiano del intestino delgado
Localización: se encuentra en la depresión entre el epicóndilo del húmero y el extremo del pliegue trasversal, en la parte interna de la articulación del codo.
Indicaciones: dolor en las regiones axilar, del codo y del hipocondrio, dolor precordial, amnesia, insomnio, demencia calmada o agitada, epilepsia, adenopatía cervical, entumecimiento en brazos y manos con fuerte sensación de hormigueo, temblor de la mano, contracción en codos.
Punción: insertar la aguja perpendicularmente a 0,3-0,5 anguli de profundidad. Se puede aplicar el agnikarma.

C 2

Localización: se encuentra 3 anguli por encima de C 3, con el codo flexionado.
Indicaciones: dolor en la región del hipocondrio, dolor en hombros y brazos, esclerótica amarilla.
Punción: insertar la aguja perpendicularmente a 0,3-0,5 anguli de profundidad. Se puede aplicar el agnikarma.

C 1

Forma parte del marma lohitaksha en las extremidades superiores.
Localización: centro de la región axilar, en el lado interno de la arteria axilar.

Indicaciones: escrófula, dolor del costado y precordial, sensación fría y dolorosa en codos y brazos; «hemoptisis, hemiplejía y paraplejía».[65]
Terapia de marma lohitaksha: asiste a la circulación y al dolor en las extremidades.
Punción: insertar la aguja perpendicularmente a 0,5-1 anguli de profundidad, evitando la arteria. Se puede aplicar el agnikarma.

Siras del meridiano del intestino delgado (Fig. 25, 30 y 31)

Indicaciones y localización de los puntos del meridiano del intestino delgado (*laghvantra dhamani*) (IG).

ID 1

Punto pozo
Elemento asociado: viento/aire
Dosha asociado: vata
Localización: se encuentra en el dedo meñique, 0,1 anguli posterior al ángulo ungueal.
Indicaciones: pérdida del conocimiento, escalofríos y fiebre sin sudoración, cefalea, nubosidad en la córnea, lengua rígida, acúfenos, hipoacusia, hipogalactia, rigidez y contractura de la nuca, hipogalactia, dolor e inflamación de garganta.
Punción: insertar la aguja oblicuamente a 0,1 anguli de profundidad. Se puede aplicar el agnikarma.

ID 2

Punto manantial
Elemento asociado: agua
Dosha asociado: pitta (fuego y agua)
Localización: se encuentra al cerrar ligeramente la mano, en la parte anterior de la quinta articulación metacarpo-falángica, en la parte posterior de la mano.
Indicaciones: enfermedades febriles, entumecimiento en dedos.
Punción: insertar la aguja perpendicularmente a 0,2-0,3 anguli de profundidad. Se puede aplicar el agnikarma.

ID 3*

Punto arroyo
Elemento asociado: éter

Dosha asociado: vata
Punto de tonificación
Localización: este punto se encuentra localizado en una depresión existente en la proximidad de la cabeza del quinto metacarpiano, por detrás de la quinta articulación metacarpo-falángica, por la parte posterior de la mano.
Indicaciones: epilepsia, malaria, sudor nocturno, afasia después de accidente cerebro-vascular, cefalea occipital, enfermedades febriles sin sudoración, dolor y rigidez en la nuca, congestión de ojos, sordera, acúfenos, ojos rojos y nublosos, contracción y tics en codos, brazos y dedos, escalofríos.
Punción: insertar la aguja perpendicularmente a 0,5-0,7 anguli de profundidad. Se puede aplicar el agnikarma.

ID 4
Punto base
Localización: se encuentra en la depresión entre la base del quinto metacarpiano y el hueso triangular (unión carpo-metacarpiano) por la parte posterior de la mano.
Indicaciones: enfermedades febriles, cefalea, rigidez en el cuello, nubosidad de la córnea, dolor en la región del hipocondrio.
Punción: insertar la aguja perpendicularmente a 0,3-0,5 anguli de profundidad. Se puede aplicar el agnikarma.

ID 5*
Punto río
Elemento asociado: fuego
Punto que controla la energía que rige la digestión (*samana vayu*) y el fuego que digiere (*pachaka pitta*)
Forma parte del marma kurccha shira (junto con TD 4)
Localización: este punto se encuentra localizado en la depresión existente entre la apófisis estiloides cubital y el hueso triangular, en el lado cubital de la muñeca.
Indicaciones: enfermedades febriles, edema en la región de cuello y sub-mandibular, dolor en la muñeca y la parte externa del brazo. «Dolor e inflamación del dorso de la mano.»[66]
Terapia de marma kurccha shira: síntomas cardíacos y pulmonares.
Punción: insertar la aguja perpendicularmente a 0,3-0,4 anguli de profundidad. Se puede aplicar el agnikarma.

ID 6*
Punto hendidura
Localización: se encuentra en la depresión entre el borde radial del cúbito y del tendón extensor cubital del carpo en el lado dorsal de la cabeza del cúbito.
Indicaciones: visión borrosa, dolor en hombros y brazos, dolor en codos (cubital) con enrojecimiento e inflamación y con imposibilidad de levantar o bajar la mano, lumbalgia.
Punción: insertar la aguja perpendicularmente a 0,3- 0,5 anguli de profundidad. Se puede aplicar el agnikarma.

ID 7
Punto puente
Sira de jatharagni
Localización: se encuentra a una distancia de 5 anguli por encima de la muñeca, en la línea que une ID 5 e ID 8, en el borde cubital del cúbito.
Indicaciones: trastornos mentales (pánico, miedo, tristeza, preocupaciones), escalofríos y fiebre, enfermedades febriles, rigidez del cuello, contracción y tics en codos, dolor en dedos, verrugas.
Punción: insertar la aguja perpendicularmente a 0,3-0,5 anguli de profundidad. Se puede aplicar el agnikarma.

ID 8*
Punto mar
Elemento asociado: tierra
Dosha asociado: kapha
Punto relacionado: mar (agua) del meridiano del corazón
Punto de dispersión
Forma parte de marma kurpara (junto con IG 11 y TD 10)
Localización: con el codo flexionado, se encuentra entre el surco del olécranon y la epitróclea.
Indicaciones: epilepsia, dolor en la nuca y en la parte latero-posterior del hombro, de la nuca y del brazo, edema en la mejilla.
Terapia de marma kurpara: adormecimiento del brazo, dolor en codos, dolor cardíaco, tos, asma.
Punción: insertar la aguja perpendicularmente a 0,3-0,7 anguli de profundidad. Se puede aplicar el agnikarma.

ID 9*

Localización: se encuentra a una distancia de una anguli por encima del extremo del pliegue axilar posterior con el brazo en aducción.
Indicaciones: trastornos motores de manos y brazos, dolor en la región escapular.
Punción: insertar la aguja perpendicularmente a 0,5-1 anguli de profundidad. Se puede aplicar el agnikarma.

ID 10

Localización: se encuentra en la depresión ínferoexterna de la espina escapular, justo por encima de ID 9.
Indicaciones: dolor y debilidad en brazos y hombros.
Punción: insertar la aguja perpendicularmente a 0,8-1 anguli de profundidad. Se puede aplicar el agnikarma.

ID 11

Localización: se encuentra en la depresión infraescapular, aproximadamente a nivel de la cuarta vértebra torácica.
Indicaciones: dolor en la escápula, dolor en codos y brazos
Punción: insertar la aguja oblicuamente a 0,5-1 anguli de profundidad. Se puede aplicar el agnikarma.

ID 12

Localización: se encuentra en la depresión justo encima de ID 11 y de la escápula, aproximadamente al nivel de la segunda vértebra torácica.
Indicaciones: dolor en la región escapular, entumecimiento y dolor en las extremidades superiores.
Punción: insertar la aguja perpendicularmente a 0,5-0,7 anguli de profundidad. Se puede aplicar el agnikarma.

ID 13

Localización: se encuentra en el extremo interno de la fosa supraescapular, a medio camino entre ID 10 y la apófisis espinosa de la segunda vértebra torácica.
Indicaciones: rigidez y dolor en la región de la escápula.
Punción: insertar la aguja oblicuamente a 0,3-0,6 anguli de profundidad. Se puede aplicar el agnikarma.

ID 14

Localización: se encuentra a una distancia de 3 anguli lateral del borde inferior de la apófisis espinosa de la primera vértebra torácica.
Indicaciones: rigidez en la nuca, dolor de espalda y en hombros.
Punción: insertar la aguja oblicuamente a 0,3-0,6 anguli de profundidad. Se puede aplicar el agnikarma.

ID 15

Localización: se encuentra a 2 anguli lateral del borde inferior de la apófisis espinosa de la séptima vértebra cervical.
Indicaciones: dolor de espalda y hombros, tos, asma.
Punción: insertar la aguja oblicuamente a 0,3-0,6 anguli de profundidad. Se puede aplicar el agnikarma.

ID 16

Localización: se encuentra en el lateral del cuello, por encima y detrás de IG 18.
Indicaciones: rigidez y dolor en el cuello, zumbidos en los oídos, sordera, dolor e inflamación de garganta.
Punción: insertar la aguja perpendicularmente a 0,5-0,8 anguli de profundidad. Se puede aplicar el agnikarma.

ID 17*

Forma parte del marma matrika (junto con VG 15, TD 16, VB 20 y VC 23)
Localización: se encuentra en la depresión detrás del ángulo de la mandíbula.
Indicaciones: dolor e inflamación de garganta, edema de mejilla, sordera, zumbidos y ruidos en los oídos.
Terapia de marma matrika: mejora la circulación en la cabeza; controla los canales del sistema nervioso (*majjavaha srotas*).
Punción: insertar la aguja perpendicularmente a 0,5 –0,8 anguli de profundidad. Se puede aplicar el agnikarma.

ID 18*

Localización: se encuentra en la depresión justo debajo del ángulo externo del ojo.
Indicaciones: dolor dental, tics en los párpados, esclerótica amarilla, parálisis facial.
Punción: insertar la aguja perpendicularmente a 0,5-0,8 anguli de profundidad.

ID 19*

Localización: se encuentra en la depresión entre el trago y la articulación de la mandíbula, cuando la boca está ligeramente abierta.

Indicaciones: pánico, acúfenos, sordera, zumbidos y ruidos en los oídos, dolor y supuración del oído, dolor dental, prurito.

Punción: insertar la aguja perpendicularmente a 0,3-1 anguli de profundidad. Se puede aplicar el agnikarma.

Siras del meridiano del tridosha o (Fig. 25, 28 y 31)

Indicaciones y localización de los puntos del meridiano del tridosha (*shleshmashaya dhamani*) (TD).

TD 1

Punto pozo

Elemento asociado: viento/aire

Dosha asociado: vata

Punto relacionado: pozo del pericardio

Localización: se encuentra a 0,1 anguli del ángulo ungueal por su parte posterior, en el lado externo del dedo anular.

Indicaciones: enfermedades febriles, irritabilidad, cefalea, ojos rojos, faringitis, rigidez de la lengua.

Punción: insertar la aguja oblicuamente a 0,1 anguli de profundidad. Se puede aplicar el agnikarma.

TD 2

Punto manantial

Elemento asociado: agua

Dosha asociado: pitta

Punto relacionado: manantial del pericardio

Punto que controla sleshaka kapha

Localización: se encuentra aproximadamente en el borde de la comisura de los dedos anular y meñique.

Indicaciones: malaria, cefalea, sordera, ojos rojos, faringitis, dolor en extremidades superiores.

Punción: insertar la aguja oblicuamente a 0,3-0,5 anguli de profundidad hacia el espacio entre los huesos metacarpianos. Se puede aplicar el agnikarma.

TD 3*

Punto arroyo

Elemento asociado: éter

Dosha asociado: vata

Punto de tonificación

Forma parte del marma kurccha (junto con IG 5)

Localización: se encuentra en la depresión en el dorso de la mano, entre el cuarto y quinto metacarpiano.

Indicaciones: desórdenes en los oídos (sordera, tinnitus), enfermedades febriles, cefalea, ojos rojos, faringitis, dolor en codos y brazos, trastornos motores en dedos.

Terapia de marma kurccha: tratamiento del intestino grueso, dolor.

Punción: insertar la aguja perpendicularmente a 0,3-0,5 anguli de profundidad. Se puede aplicar el agnikarma.

TD 4*

Punto base

Forma parte del marma kurccha shira (junto con ID 5)

Localización: se encuentra en la depresión sobre el pliegue transversal del dorso de la muñeca, en la unión del cúbito y el carpo.

Indicaciones: malaria, sordera, dolor en muñecas, hombros y brazos.

Terapia de marma kurccha shira: síntomas cardíacos y pulmonares.

Punción: insertar la aguja perpendicularmente a 0,3 anguli de profundidad. Se puede aplicar el agnikarma.

TD 5*

Punto puente

Forma parte del marma manibandha (junto con ID 5)

Localización: se encuentra entre el radio y el cúbito, 2 anguli por encima de TD 4.

Indicaciones: cefalea temporal (*pitta*), enfermedades febriles, sordera, tinnitus, dolor en mejillas e hipocondrio, artritis en brazos, temblor en manos, trastornos motores en codos y brazos, dolor en dedos.

Terapia de marma manibandha: permite tratar enfermedades en las muñecas, síndrome del túnel carpiano, dolor cardíaco y enfermedades mentales.

Punción: insertar la aguja perpendicularmente a 0,7-1 anguli de profundidad. Se puede aplicar el agnikarma.

TD 6*
Punto río
Elemento asociado: fuego
Dosha asociado: pitta
Localización: se encuentra a una anguli proximal a TD 5, entre el radio y el cúbito.
Indicaciones: estreñimiento, ronquera súbita, tinnitus, sordera, vómitos, dolor y sensación de pesadez en hombros y espalda.
Punción: insertar la aguja perpendicularmente a 0,7-1 anguli de profundidad. Se puede aplicar el agnikarma.

TD 7*
Punto hendidura
Localización: se encuentra a 3 anguli proximales a la muñeca, en el lado radial del cúbito.
Indicaciones: epilepsia, sordera, dolor de las extremidades superiores.
Punción: insertar la aguja perpendicularmente a 0,5-1 anguli de profundidad. Se puede aplicar el agnikarma.

TD 8*
Localización: se encuentra a una anguli proximal a TD 6, entre el radio y el cúbito.
Indicaciones: sordera, ronquera súbita, dolor en la región costal, manos y brazos.
Punción: insertar la aguja perpendicularmente a 0,5-1 anguli de profundidad. Se puede aplicar el agnikarma.

TD 9*
Forma parte del marma indrabasti (junto con P 6 y Pe 4)
Punto de jatharagni y de los canales por donde circula el alimento (*annavaha srotas*)
Localización: se encuentra entre el radio y el cúbito, 5 anguli por debajo del olécranon.
Indicaciones: sordera, ronquera súbdita, dolor en manos y brazos.
Punción: insertar la aguja perpendicularmente a 0,5-1 anguli de profundidad. Se puede aplicar el agnikarma.

TD 10*
Punto mar
Elemento asociado: tierra

Dosha asociado: kapha
Punto relacionado: mar (agua) del meridiano del pericardio
Punto de dispersión
Forma parte del marma kurpara (junto con ID 8 e IG 11)
Localización: con el codo flexionado, se encuentra en la depresión situada una anguli por encima del olécranon.
Indicaciones: epilepsia, jaqueca unilateral, dolor cardíaco, tos, asma, neuralgia intercostal, escrófula, dolor en hipocondrio, nuca, hombros y brazos.
Terapia de marma kurpara: adormecimiento de brazos, dolor en codos, dolor cardíaco, tos, asma.
Punción: insertar la aguja perpendicularmente a 0,3-0,5 anguli de profundidad. Se puede aplicar el agnikarma.

TD 11*
Forma parte del marma ani (junto con IG 12 y P 4)
Localización: se encuentra 2 anguli por encima del olécranon.
Indicaciones: dolores y trastornos en hombros y brazos.
Terapia de marma ani: controla el tono muscular.
Punción: insertar la aguja perpendicularmente a 0,3 anguli de profundidad. Se puede aplicar el agnikarma.

TD 12
Localización: se encuentra en medio de TD 11 y TD 13.
Indicaciones: cefalea, rigidez y dolor en la nuca y el brazo.
Punción: insertar la aguja perpendicularmente a 0,5-0,7 anguli de profundidad. Se puede aplicar el agnikarma.

TD 13
Localización: se encuentra 3 anguli por debajo de TD 14.
Indicaciones: bocio, dolor en hombros y brazos.
Punción: insertar la aguja perpendicularmente a 0,5-0,8 anguli de profundidad. Se puede aplicar el agnikarma.

TD 14*
Forma parte de marma kakshadhara
Localización: se encuentra en la depresión, a una anguli del punto IG 15 por su parte posterior, en la parte posteroinferior del acromion.
Indicaciones: sensación de pesadez e inmovilidad en hombros, dolor en brazos.

Terapia de marma kakshadhara: afecta el tono muscular en la parte superior de abdomen y pecho.
Punción: insertar la aguja perpendicular u oblicuamente hacia abajo 0,7-1 anguli de profundidad. Se puede aplicar el agnikarma.

TD 15
Localización: se encuentra a media distancia entre VB 21 e ID 13.
Indicaciones: rigidez y dolor en nuca, hombros y brazos.
Punción: insertar la aguja perpendicularmente a 0,3-0,5 anguli de profundidad. Se puede aplicar el agnikarma.

TD 16*
Forma parte del marma matrika (junto con VG 15, VB 20, ID 17 y VC 23)
Localización: se encuentra a nivel de los puntos ID 17 y V 10, a nivel del ángulo de la mandíbula.
Indicaciones: visión borrosa, mareos, edema facial, sordera súbita, rigidez en la nuca.
Terapia de marma matrika: mejora la circulación en la cabeza. Controla los canales del sistema nervioso (*majjavaha srotas*).
Punción: insertar la aguja perpendicularmente a 0,3-0,5 anguli de profundidad. Se puede aplicar el agnikarma.

TD 17*
Forma parte del marma vidhura
Localización: se encuentra en la depresión, detrás del lóbulo de la oreja.
Indicaciones: desórdenes de oídos (tinnitus, sordera), edema en las mejillas, parálisis facial, trismos.
Terapia de marma vidhura: enfermedades en oídos, parálisis facial.
Punción: insertar la aguja perpendicularmente a 0,5-1 anguli de profundidad. Se puede aplicar el agnikarma.

TD 18
Localización: se encuentra posterior al hélix de la oreja, en el centro de la apófisis mastoidea.
Indicaciones: desórdenes en oídos (tinnitus, sordera), cefalea.
Punción: insertar la aguja oblicuamente a 0,1 anguli de profundidad. Se puede aplicar el agnikarma.

TD 19

Localización: se encuentra detrás de la oreja, aproximadamente a nivel del antihélix.
Indicaciones: desórdenes en oídos (tinnitus, dolor), cefalea.
Punción: insertar la aguja oblicuamente a 0,1 anguli de profundidad. Se puede aplicar el agnikarma.

TD 20*

Localización: se encuentra justo encima del ápice de la oreja cuando esta se dobla, en la línea del cuero cabelludo.
Indicaciones: desórdenes endocrinos, edema y dolor en ojos, dolor dental, orejas rojas y edema en orejas, ojos rojos e inflamados.
Punción: insertar la aguja oblicuamente a 0,1 anguli de profundidad. Se puede aplicar el agnikarma.

TD 21*

Localización: se encuentra 0,5 anguli por encima del cóndilo de la mandíbula, en la depresión anterior entre la oreja y la articulación de la mandíbula.
Indicaciones: desórdenes en oídos (sordera, tinnitus, otitis), dolor dental.
Punción: insertar la aguja perpendicularmente a 0,3-0,5 anguli de profundidad. Se puede aplicar el agnikarma.

TD 22

Localización: se encuentra 1 anguli por delante de la raíz de la oreja, en la parte anterosuperior del punto TD 21.
Indicaciones: sensación de pesadez de cabeza, cefalea, tinnitus, contracción del músculo masetero.
Punción: insertar la aguja oblicuamente a 0,1-0,3 anguli de profundidad evitando la arteria temporal superficial. Se puede aplicar el agnikarma.

TD 23*

Forma parte del marma apanga (junto con VB 1)
Localización: se encuentra en la depresión que se halla en el extremo externo de la ceja.
Indicaciones: trastornos en ojos (visión borrosa, ojos rojos y dolor), tics en los párpados, cefalea.
Terapia de marma apanga: reduce el estrés nervioso y puede tratar la visión defectuosa.

Punción: insertar la aguja horizontalmente hacia la parte posterior, a 0,3 anguli de profundidad.

Siras del meridiano del pericardio (Fig. 24 y 28)

Indicaciones y localización de los puntos del meridiano del pericardio (*talahridaya dhamani*) (Pe).

Pe 9

Punto pozo
Elemento asociado: éter
Dosha asociado: vata
Punto relacionado: pozo (aire) del meridiano del tridosha
Punto de tonificación
Localización: se encuentra en el centro del extremo del dedo medio de la mano.
Indicaciones: síncope (pérdida del conocimiento), enfermedades febriles, irritabilidad, dolor precordial, afasia con rigidez en la lengua, insolación, convulsión infantil, calor en las palmas.
Punción: insertar la aguja perpendicularmente a 0,3-0,5 anguli de profundidad. Se puede aplicar el agnikarma.

Pe 8*

Punto manantial
Elemento asociado: fuego
Dosha asociado: pitta
Punto relacionado: sira manantial (agua) del meridiano del tridosha
Sira que controla sadhaka pitta, pranavayu y los canales por donde circula prana (*pranavaha srotas*)
Forma parte del marma talahridaya (Fig. 26)
Localización: se encuentra en la palma de la mano, entre el segundo y el tercer metacarpiano.
Indicaciones: epilepsia, trastornos mentales, vómitos, dolor precordial, estomatitis, halitosis, infecciones por hongos en manos y pies.
Punción: insertar la aguja perpendicularmente a 0,3-0,5 anguli de profundidad. Se puede aplicar el agnikarma.

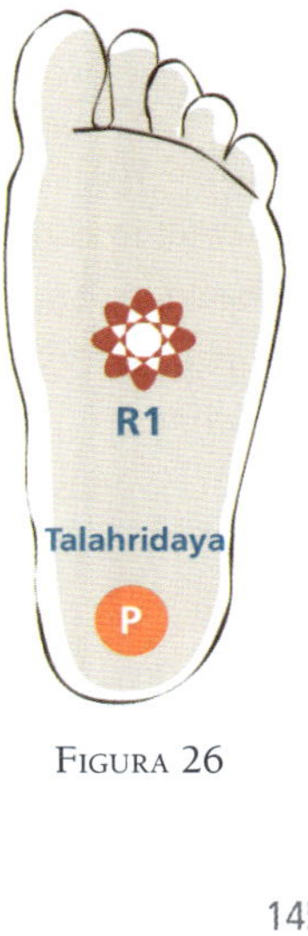

Figura 26

Pe 7*

Punto arroyo, punto base

Elemento asociado: tierra

Dosha asociado: kapha

Punto relacionado: relacionado a sadhaka pitta

Punto de dispersión

Localización: se encuentra en la depresión situada en el medio del pliegue trasversal de la muñeca.

Indicaciones: trastornos mentales, epilepsia, pánico, palpitaciones, dolor precordial y en tórax e hipocondrio, gastralgia, vómitos, desórdenes en la muñeca.

Punción: insertar la aguja perpendicularmente a 0,3-0,5 anguli de profundidad. Se puede aplicar el agnikarma.

Pe 6*

Punto puente

Punto que controla la energía ascendente (*udana vayu*)

Marma udana

Localización: se encuentra a 2 anguli proximales al pliegue trasversal de la muñeca y de Pe 7.

Indicaciones: trastornos mentales, epilepsia, palpitaciones, enfermedades febriles y malaria, dolor precordial, gastralgia, vómitos, contracción del codo y el brazo.

Punto de anestesia en cirugía de la glándula tiroides y el corazón.

Punción: insertar la aguja perpendicularmente a 0,5-1 anguli de profundidad. Se puede aplicar el agnikarma.

Pe 5*

Punto río

Elemento asociado: aire/viento

Dosha asociado: vata

Localización: se encuentra a 3 anguli proximales al pliegue trasversal de la muñeca.

Indicaciones: trastornos mentales, epilepsia, irritabilidad, malaria, palpitaciones, enfermedades febriles, dolor precordial, gastralgia, vómitos, edema en la axila, tics o contracciones en codo, dolor en brazos.

Punción: insertar la aguja perpendicularmente a 0,5-1 anguli de profundidad. Se puede aplicar el agnikarma.

PE 4*

Punto hendidura

Forma parte del marma indrabasti (junto con P 6 y TD 9)

Localización: se encuentra a 5 anguli proximales al pliegue transversal de la muñeca, en la línea que une PC 3 y PC 7.

Indicaciones: palpitaciones y trastornos cardíacos agudos, dolor precordial, hematemesis, epistaxis, forúnculos.

Terapia de marma indrabasti: estimula agni, el fuego digestivo.

Punción: insertar la aguja perpendicularmente a 0,5-0,8 anguli de profundidad. Se puede aplicar el agnikarma.

PE 3*

Punto mar

Elemento asociado: agua

Dosha asociado: kapha

Punto relacionado: sira mar (tierra) del meridiano del tridosha

Punto que controla tarpaka kapha y los canales por donde circula prana (*pranavaha srotas*)

Localización: se encuentra en el pliegue transversal de la articulación del codo, en el lado cúbito del tendón del músculo bíceps.

Indicaciones: palpitaciones, ansiedad, irritabilidad, gastralgia, vómitos, enfermedades febriles, dolor precordial, dolor y temblor en extremidades superiores.

Punción: insertar la aguja perpendicularmente a 0,5-0,8 anguli de profundidad. Se puede aplicar el agnikarma.

PE 2*

Forma parte del marma urvi

Localización: se encuentra entre los dos extremos del músculo bíceps braquial, 2 anguli por debajo del extremo del pliegue axilar anterior.

Indicaciones: tos, dolor precordial, dolor en el tórax, la espalda y la parte interna de las extremidades superiores, distensión del hipocondrio.

Punción: insertar la aguja perpendicularmente a 0,5-0,7 anguli de profundidad. Se puede aplicar el agnikarma.

PE 1

Localización: se encuentra en el cuarto espacio intercostal, a una anguli del pezón hacia fuera.

Indicaciones: dolor y edema en la región axilar, sensación de opresión en el tórax.
Punción: insertar la aguja oblicuamente a 0,2 anguli de profundidad con mucho cuidado. La inserción profunda está contraindicada en esta sira. Se puede aplicar el agnikarma.

Siras del meridiano del riñón (Fig. 26, 27 y 28)

Indicaciones y localización de los puntos del meridiano del riñón (*vrikka dhamani*) (R).

R 1*
Punto pozo
Elemento asociado: éter
Dosha asociado: vata
Punto relacionado: pozo (viento) del meridiano de la vejiga
Punto de sedación
Forma parte del marma talahridaya
Localización: se encuentra en la depresión de la planta del pie; cuando el pie está flexionado, se ubica en el tercio anterior de la línea entre la base del segundo dedo y el talón del pie, entre el segundo y tercero metatarsianos.
Indicaciones: pérdida del conocimiento, dolor en el vértex, mareo, visión borrosa, dolor de garganta, afonía, sequedad en la lengua, epistaxis, disuria, micción difícil, dolor de raquis, dolor de la nuca y de espalda, dolor punzante en genitales, convulsión infantil, dolor y sensación febril en la planta de los pies.
Terapia de marma talahridaya: estimula los riñones (*vata*)
Punción: insertar la aguja perpendicularmente a 0,3-0,5 anguli de profundidad. Se puede aplicar el agnikarma.

R 2
Punto manantial
Elemento asociado: fuego
Dosha asociado: pitta
Punto relacionado: manantial (agua) del meridiano de la vejiga
Localización: se encuentra en la depresión que hay en el borde inferior de la tuberosidad del hueso navicular en el borde interno del pie, en la parte anteroinferior del maléolo interno.
Indicaciones: menstruación irregular, prolapso del útero, prurito perineal, emisión seminal anormal, inflamación y edema del dorso del pie.

Punción: insertar la aguja perpendicularmente a 0,3 anguli de profundidad. Se puede aplicar el agnikarma.

R 3*

Punto arroyo y punto base
Elemento asociado: tierra
Localización: se encuentra a nivel de la punta del maléolo interno, en la depresión entre el maléolo interno y el tendón del calcáneo.
Indicaciones: insomnio, impotencia, desórdenes del aparato genito-urinario, asma.
Punción: insertar la aguja perpendicularmente a 0,3 anguli de profundidad. Se puede aplicar el agnikarma.

R 4*

Punto puente entre los meridianos del riñón y la vejiga
Localización: se encuentra en la inserción de la ligadura del tendón del calcáneo, en la parte posteroinferior del maléolo interno.
Indicaciones: dolor en el talón, asma, hemoptisis, dolor y rigidez en la región lumbosacra, disuria.
Punción: insertar la aguja perpendicularmente a 0,3 anguli de profundidad. Se puede aplicar el agnikarma.

R 5*

Punto hendidura
Localización: se encuentra en la depresión anterosuperior del lado interno de la tuberosidad del calcáneo, una anguli justo debajo de R 3.
Indicaciones: visión borrosa, disuria, dolor abdominal, desórdenes propios de la mujer como prolapso del útero, amenorrea, menstruación irregular y dismenorrea.
Punción: insertar la aguja perpendicularmente a 0,4 anguli de profundidad. Se puede aplicar el agnikarma.

R 6*

Localización: se encuentra en la depresión, una anguli por debajo del maléolo interno.
Indicaciones: insomnio, epilepsia, dolor de garganta, desórdenes propios de la mujer como prolapso del útero, prurito perineal y menstruación irregular, hernia, orina frecuente y escasa.

Punción: insertar la aguja perpendicularmente a 0,3-0,5 anguli de profundidad. Se puede aplicar el agnikarma.

R 7*

Punto río
Elemento asociado: aire/viento
Dosha asociado: vata
Punto de tonificación
Localización: se encuentra 2 anguli encima de R 3 y una anguli debajo del maléolo.
Indicaciones: sudor nocturno y espontáneo, sequedad de garganta, debilidad y parálisis en las piernas.
Punción: insertar la aguja perpendicularmente a 0,3-0,5 anguli de profundidad. Se puede aplicar el agnikarma.

R 8

Localización: se encuentra a 0,5 anguli de R 7 (por su parte anterior), en el borde posterior de la tibia.
Indicaciones: prolapso del útero, hemorragia uterina, dolor y edema en los testículos, dolor en ingle, dolor en abdomen inferior, diarrea con sangre, micción y defecación difícil.
Punción: insertar la aguja perpendicularmente a 0,4 anguli de profundidad. Se puede aplicar el agnikarma.

R 9

Localización: se encuentra en la parte interna de los músculos gemelos, 5 anguli por encima de la punta del maléolo interno.
Indicaciones: trastornos mentales, dolor en la parte interna de la pierna.
Punción: insertar la aguja perpendicularmente a 0,5-0,8 anguli de profundidad. Se puede aplicar el agnikarma.

R 10

Punto mar
Elemento asociado: agua
Dosha asociado: kapha
Punto relacionado: mar (tierra) del meridiano de la vejiga
Sira que controla sleshaka kapha
Localización: se encuentra en el pliegue poplíteo, a nivel del borde medial del semitendinoso.

Indicaciones: pérdida de cabello, hinchazón del abdomen inferior, micción difícil, orina oscura, impotencia, hernia, prurito general, hemorragia, molestias en las rodillas.
Punción: insertar la aguja perpendicularmente a 0,8-1 anguli de profundidad. Se puede aplicar el agnikarma.

R 11*
Forma parte del marma vitapa
Localización: se encuentra a 0,5 anguli de VC 2 hacia el lateral, en el borde superior de la sínfisis pubiana.

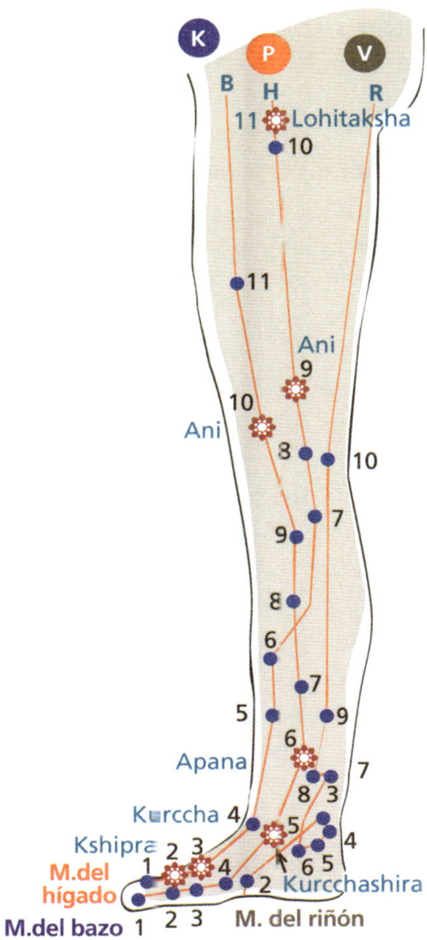

FIGURA 27

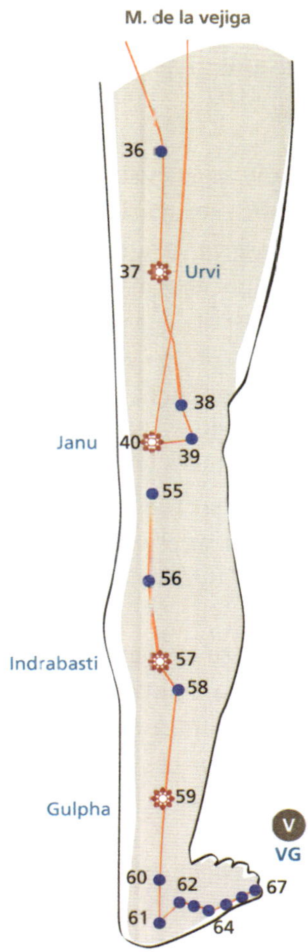

FIGURA 29

Indicaciones: impotencia, emisión seminal anormal, dolor en los genitales, retención de orina.
Terapia de marma vitapa: impotencia, retención de orina, dolor genital externo, emisión seminal. Afecta al tono muscular en la parte inferior del abdomen.
Punción: insertar la aguja perpendicularmente a 0,5-0,8 anguli de profundidad. Se puede aplicar el agnikarma.

R 12
Localización: se encuentra a 0,5 anguli del punto VC 3 hacia fuera, aproximadamente 4 anguli debajo del ombligo.
Indicaciones: trastornos en los genitales.
Punción: insertar la aguja perpendicularmente a 0,5-1 anguli de profundidad. Se puede aplicar el agnikarma.

R 13
Localización: se encuentra a 0,5 anguli del punto VC 4, hacia fuera.
Indicaciones: menstruación irregular.
Punción: insertar la aguja perpendicularmente a 0,5-1 anguli de profundidad. Se puede aplicar el agnikarma.

R 14
Localización: se encuentra a 0,5 anguli del punto VC 5, hacia fuera.
Indicaciones: dolor abdominal en posparto, menstruación irregular, hemorragia uterina.
Punción: insertar la aguja perpendicularmente a 0,5-1 anguli de profundidad. Se puede aplicar el agnikarma.

R 15
Localización: se encuentra a 0,5 anguli del punto VC 7, hacia fuera.
Indicaciones: estreñimiento, dolor en el abdomen inferior, menstruación irregular.
Punción: insertar la aguja perpendicularmente a 0,5-1 anguli de profundidad. Se puede aplicar el agnikarma.

R 16
Localización: se encuentra a 0,5 anguli del centro del ombligo, hacia fuera.
Indicaciones: estreñimiento, distensión y dolor abdominal, vómitos.
Punción: insertar la aguja perpendicularmente a 0,5-1 anguli de profundidad. Se puede aplicar el agnikarma.

R 17

Localización: se encuentra a 0,5 anguli del punto VC 10, hacia fuera.
Indicaciones: estreñimiento, distensión y dolor abdominal, diarrea.
Punción: insertar la aguja perpendicularmente a 0,5-1 anguli de profundidad. Se puede aplicar el agnikarma.

R 18

Localización: se encuentra a 0,5 anguli del punto VC 11, hacia fuera.
Indicaciones: estreñimiento, dolor abdominal (posparto), vómitos.

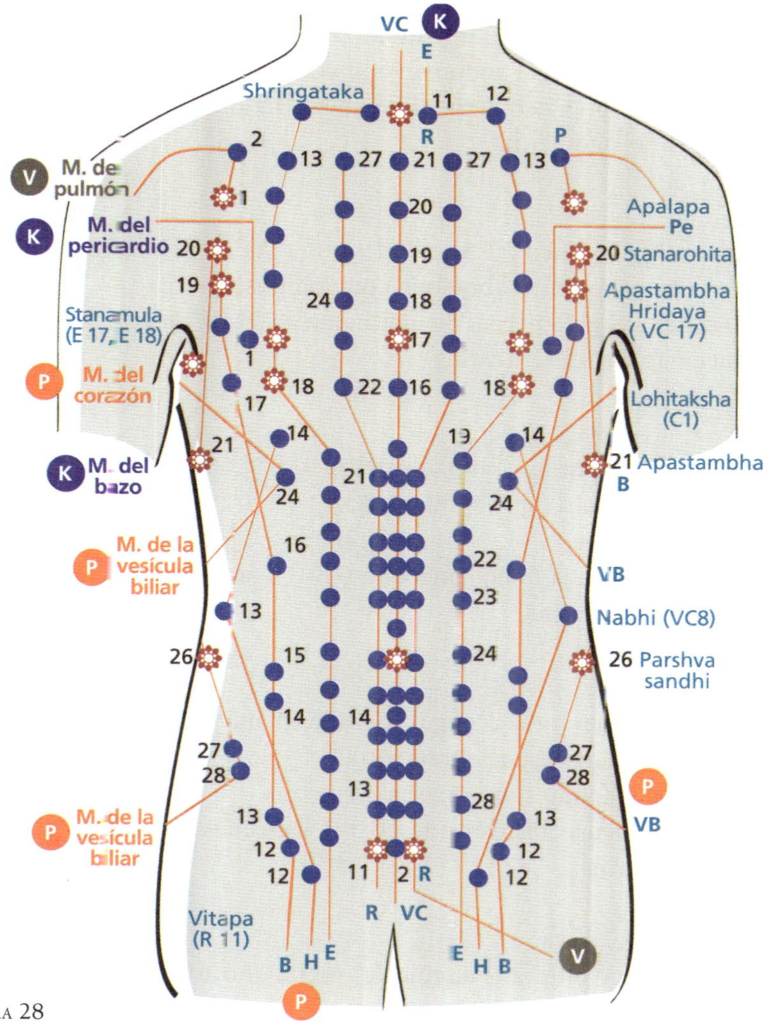

Figura 28

Punción: insertar la aguja perpendicularmente a 0,5-1 anguli de profundidad. Se puede aplicar el agnikarma.

R 19

Localización: se encuentra a 0,5 anguli del punto VC 12, hacia fuera.
Indicaciones: trastornos en el abdomen.
Punción: insertar la aguja perpendicularmente a 0,5-1 anguli de profundidad. Se puede aplicar el agnikarma.

R 20

Localización: se encuentra a 0,5 anguli del punto VC 13, hacia fuera.
Indicaciones: trastornos en el abdomen con vómitos, diarrea.
Punción: insertar la aguja perpendicularmente a 0,5-1 anguli de profundidad. Se puede aplicar el agnikarma.

R 21

Localización: se encuentra a 0,5 anguli del punto VC 14, hacia fuera.
Indicaciones: trastornos en el abdomen con vómitos, diarrea.
Punción: insertar la aguja perpendicularmente a 0,3-0,7 anguli de profundidad. Se puede aplicar el agnikarma.

R 22

Localización: se encuentra a 2 anguli del meridiano vaso concepción (VC) hacia fuera, en el quinto espacio intercostal.
Indicaciones: tos y asma.
Punción: insertar la aguja oblicuamente a 0,3-0,5 anguli de profundidad. Se puede aplicar el agnikarma.

R 23

Localización: se encuentra a 2 anguli del meridiano vaso concepción (VC) hacia fuera, en el cuarto espacio intercostal.
Indicaciones: mastitis, opresión torácica, tos, asma.
Punción: insertar la aguja oblicuamente a 0,3-0,5 anguli de profundidad. Se puede aplicar el agnikarma.

R 24

Localización: se encuentra a 2 anguli del meridiano vaso concepción (VC) hacia fuera, en el tercer espacio intercostal.

Indicaciones: mastitis, opresión torácica, tos, asma.
Punción: insertar la aguja oblicuamente a 0,3-0,5 anguli de profundidad. Se puede aplicar el agnikarma.

R 25
Localización: se encuentra a 2 anguli del meridiano vaso concepción (VC) hacia fuera, en el segundo espacio intercostal.
Indicaciones: dolor precordial, asma, tos.
Punción: insertar la aguja oblicuamente a 0,3-0,5 anguli de profundidad. Se puede aplicar el agnikarma.

R 26
Localización: se encuentra a 2 anguli del meridiano vaso concepción (VC) hacia fuera, en el primer espacio intercostal.
Indicaciones: opresión torácica y en el hipocondrio, asma.
Punción: insertar la aguja oblicuamente a 0,3-0,5 anguli de profundidad. Se puede aplicar el agnikarma.

R 27
Localización: se encuentra a 2 anguli del meridiano vaso concepción (VC) hacia fuera, en la depresión del borde de la clavícula.
Indicaciones: dolor precordial, opresión y plenitud torácica, disnea, asma.
Punción: insertar la aguja perpendicularmente a 0,3 anguli de profundidad. Se puede aplicar el agnikarma.

Siras del meridiano de la vejiga urinaria (Fig. 29, 30 y 31)

Indicaciones y localización de los puntos del meridiano de la vejiga (*mutrashaya dhamani*) (V).

V 67*
Punto pozo
Elemento asociado: viento/aire
Dosha asociado: vata
Punto relacionado: pozo (éter) del meridiano del riñón
Punto de tonificación
Localización: se encuentra en la raíz del ángulo ungueal, a 0,5 anguli del lado externo del dedo meñique del pie.

Indicaciones: parto difícil y mala posición del feto, dolor en nuca y ojos, cefalea, epistaxis, obstrucción nasal, sensación de calor en las plantas de los pies.
Punción: insertar la aguja superficial y oblicuamente a 0,1 anguli de profundidad. Se puede aplicar el agnikarma.

V 66
Punto manantial
Elemento asociado: agua
Dosha asociado: pitta
Punto relacionado: manantial (fuego) del meridiano del riñón
Localización: se encuentra en el borde externo del pie, en una depresión por debajo y por delante de la articulación metatarso-falángica del dedo meñique del pie.
Indicaciones: escalofríos y fiebre, visión borrosa, cefalea, epistaxis, obstrucción nasal, rigidez en la nuca, dolor en el cuerpo, hinchazón sublingual que dificulta el habla.
Punción: insertar la aguja perpendicularmente a 0,2 anguli de profundidad. Se puede aplicar el agnikarma.

V 65
Punto arroyo
Elemento asociado: éter
Dosha asociado: vata
Punto de sedación
Localización: se encuentra en una depresión que une la cabeza y el cuerpo del quinto metatarso, en el borde externo del dorso del pie.
Indicaciones: cefalea, visión borrosa, confusión mental, obstrucción nasal, rigidez en la nuca, dolor de espalda y cadera, forúnculos y llagas en la espalda, dolor en la parte posterior de los muslos, calor y dolor en el cuerpo, calor en la planta del pie.
Punción: insertar la aguja perpendicularmente a 0,3 anguli de profundidad. Se puede aplicar el agnikarma.

V 64
Punto base
Localización: se encuentra por debajo de la protuberancia del quinto metatarsiano, en el borde externo del dorso del pie.
Indicaciones: cefalea, rigidez en la nuca, visión borrosa, epilepsia, vértigo, diarrea, eczemas y llagas en los pies, lumbago y dolor en las piernas.

Punción: insertar la aguja perpendicularmente a 0,5 anguli de profundidad. Se puede aplicar el agnikarma.

V 63

Punto hendidura

Localización: se encuentra en la depresión externa del hueso cuboides, en la parte anteroinferior de V 62.

Indicaciones: convulsión infantil, epilepsia, dolor de espalda, trastornos motores y dolor en las piernas.

Punción: insertar la aguja perpendicularmente a 0,5 anguli de profundidad. Se puede aplicar el agnikarma.

V 62*

Localización: se encuentra a una distancia de 0,5 anguli justo debajo del borde inferior del maléolo externo, en la depresión.

Indicaciones: trastornos mentales, insomnio, mareos, epilepsia, cefalea, acúfenos, secuelas de hemiplejia, dolor en la espalda, dolor en las piernas.

Punción: insertar la aguja perpendicularmente a 0,3 anguli de profundidad. Se puede aplicar el agnikarma.

V 61

Localización: se encuentra en la depresión del calcáneo, en la parte posteroinferior del maléolo externo, justo debajo de V 60.

Indicaciones: dolor en el talón, atrofia muscular y debilidad en las piernas.

Punción: insertar la aguja perpendicularmente a 0,5 anguli de profundidad. Se puede aplicar el agnikarma.

V 60*

Punto río

Elemento asociado: fuego

Dosha asociado: pitta

Localización: se encuentra a media distancia entre la protuberancia externa del maléolo y el tendón del calcáneo, en la depresión que existe allí.

Indicaciones: parto difícil, epilepsia en niños, cefalea, visión borrosa rigidez en el cuello, ciática espasmos y dolor en hombros, brazos, espalda, talones y tobillos.

Punción: insertar la aguja perpendicularmente a 0,5 anguli de profundidad. Contraindicado durante el embarazo. Se puede aplicar el agnikarma.

V 59*

Forma parte del marma gulpha (junto con VB 39)

Localización: se encuentra justo 3 anguli encima de V 60.

Indicaciones: sensación de pesadez en la cabeza, cefalea, inflamación en riñones y vejiga, lumbago, parálisis de las piernas, inflamación y edema del maléolo externo, artritis reumatoide.

Terapia de marma gulpha: tratamiento de la parálisis en piernas y dolores, especialmente en la articulación del tobillo.

Punción: insertar la aguja perpendicularmente a una anguli de profundidad. Se puede aplicar el agnikarma.

V 58*

Punto puente entre el meridiano de la vejiga y el del riñón

Localización: se encuentra 7 anguli justo encima del punto V 60, en el borde posterior del peroné.

Indicaciones: visión borrosa, cefalea, obstrucción nasal, debilidad en piernas, lumbago.

Punción: insertar la aguja perpendicularmente a una anguli de profundidad. Se puede aplicar el agnikarma.

V 57*

Forma parte del marma indrabasti

Punto de jatharagni y los canales del aparato digestivo (*annavaha srotas*)

Localización: se encuentra justo debajo de los músculos gemelos (en la separación de los extremos interno y externo), en la línea que une el punto V 40 con el tendón del calcáneo.

Indicaciones: neuropatía, lumbago, prolapso rectal, hemorroides, estreñimiento, calambres en los músculos gemelos.

Terapia de marma indrabasti: estimula *agni*, el fuego digestivo.

Punción: insertar la aguja perpendicularmente a una anguli de profundidad. Se puede aplicar el agnikarma.

V 56

Localización: se encuentra en el centro de los músculos gemelos, entre los puntos V 55 y V 57.

Indicaciones: lumbago agudo, dolor de piernas, hemorroides.

Punción: insertar la aguja perpendicularmente a una anguli de profundidad. Se puede aplicar el agnikarma.

V 55

Localización: se encuentra entre los extremos interno y externo de los músculos gemelos, a 2 anguli justo debajo del punto V 40.
Indicaciones: lumbago, dolor, entumecimiento y parálisis de las piernas.
Punción: insertar la aguja perpendicularmente a una anguli de profundidad. Se puede aplicar el agnikarma.

V 54*

Forma parte del marma nitamba
Localización: se encuentra a una distancia de 3 anguli hacia fuera del meridiano vaso gobernador (VG), a nivel del foramen sacral.
Indicaciones: ciática, trastornos motores y dolor en las piernas y en la región sacrolumbar, hemorroides, atrofia muscular.
Terapia de marma nitamba: dolor en la parte inferior de la espalda, ciática, parálisis de las extremidades inferiores, trastornos del intestino grueso. «Marma nitamba controla rasavaha srotas (canales por donde circula el plasma) y asthivaha srotas (canales del esqueleto)».[67]
Punción: insertar la aguja perpendicularmente a una anguli de profundidad. Se puede aplicar el agnikarma.

V 53

Forma parte del marma katika taruna (además de V 31)
Localización: se encuentra a nivel del borde inferior de la apófisis espinosa de la segunda vértebra del sacro, tres anguli hacia fuera.
Indicaciones: lumbago, distensión abdominal.
Terapia de marma katika taruna: tratamiento de la articulación de la cadera. «Controla asthivaha srotas (canales del esquelto) y swedavaha srotas (canales por donde circula el sudor). Está relacionada con bhrajaka pitta».[68]
Punción: insertar la aguja perpendicularmente a una anguli de profundidad. Se puede aplicar el agnikarma.

V 52

Localización: se encuentra a nivel del borde inferior de la apófisis espinosa de la segunda vértebra lumbar, tres anguli hacia fuera.
Indicaciones: rigidez, edema y dolor en la región lumbar, emisión seminal e impotencia, disuria.
Punción: insertar la aguja perpendicularmente a una anguli de profundidad. Se puede aplicar el agnikarma.

V 51

Localización: se encuentra a nivel del borde inferior de la apófisis espinosa de la primera vértebra lumbar, tres anguli hacia fuera.
Indicaciones: dolor en cuello y piernas, dolor en la región epigástrica, estreñimiento, tumoración abdominal.
Punción: insertar la aguja perpendicularmente a una anguli de profundidad. Se puede aplicar el agnikarma.

V 50

Localización: se encuentra a nivel del borde inferior de la apófisis espinosa de la duodécima vértebra torácica, tres anguli hacia fuera.
Indicaciones: dolor de espalda, dolor en la región epigástrica, distensión abdominal.
Punción: insertar la aguja oblicuamente a 0,5 anguli de profundidad. Se puede aplicar el agnikarma.

V 49

Localización: se encuentra a nivel del borde inferior de la apófisis espinosa de la undécima vértebra torácica, tres anguli hacia fuera.
Indicaciones: disfagia, lumbago, ciática, cistitis, vómitos, distensión y ruidos abdominales, diarrea, hemorroides.
Punción: insertar la aguja oblicuamente a 0,5 anguli de profundidad. Se puede aplicar el agnikarma.

V 48

Localización: se encuentra a nivel del borde inferior de la apófisis espinosa de la décima vértebra torácica, tres anguli hacia fuera.
Indicaciones: ictericia, borborigmos, distensión y dolor abdominal, diarrea.
Punción: insertar la aguja oblicuamente a 0,5 anguli de profundidad. Se puede aplicar el agnikarma.

V 47

Forma parte del marma vrihati (junto con V 18)
Localización: se encuentra a nivel del borde inferior de la apófisis espinosa de la novena vértebra torácica, tres anguli hacia afuera.
Indicaciones: vómitos, diarrea, dolor de espalda, pecho e hipocondrio.
Terapia de marma vrihati: tos con sangre, síntomas cardíacos.
Punción: insertar la aguja oblicuamente a una anguli de profundidad. Se puede aplicar el agnikarma.

V 46

Localización: se encuentra a nivel del borde inferior de la apófisis espinosa de la séptima vértebra torácica, tres anguli hacia afuera.
Indicaciones: disfagia, dolor y rigidez en la espalda, vómitos, eructos.
Punción: insertar la aguja oblicuamente a 0,5 anguli de profundidad. Se puede aplicar el agnikarma.

V 45

Localización: se encuentra a nivel del borde inferior de la apófisis espinosa de la sexta vértebra torácica, tres anguli hacia afuera.
Indicaciones: dolor y/o rigidez en hombro y espalda, asma, tos.
Punción: insertar la aguja oblicuamente a 0,5 anguli de profundidad. Se puede aplicar el agnikarma.

V 44

Localización: se encuentra a nivel del borde inferior de la apófisis espinosa de la quinta vértebra torácica, tres anguli hacia afuera.
Indicaciones: dolor y/o rigidez en hombros y espalda, asma, tos.
Punción: insertar la aguja oblicuamente a 0,5 anguli de profundidad. Se puede aplicar el agnikarma.

V 43

Localización: se encuentra a nivel del borde inferior de la apófisis espinosa de la cuarta vértebra torácica, tres anguli hacia afuera.
Indicaciones: amnesia, sudor nocturno, tuberculosis pulmonar, asma, tos, indigestión hemoptisis, emisión seminal anormal.
Punción: insertar la aguja oblicuamente a 0,5 anguli de profundidad. Se puede aplicar el agnikarma.

V 42

Localización: se encuentra a nivel del borde inferior de la apófisis espinosa de la tercera vértebra torácica, tres anguli hacia afuera.
Indicaciones: dolor en el hombro y la espalda, rigidez de la nuca, tos, tuberculosis pulmonar, asma.
Punción: insertar la aguja oblicuamente a 0,5 anguli de profundidad. Se puede aplicar el agnikarma.

V 41*

Forma parte del marma amsaphalaka (junto con V 11)

Localización: se encuentra a nivel del borde inferior de la apófisis espinosa de la segunda vértebra torácica, tres anguli hacia afuera.
Indicaciones: entumecimiento y/o parestesias en codo y brazo, rigidez y dolor en hombros, espalda y nuca.
Terapia de marma amsaphalaka: se utiliza para tratar el dolor escapular y el cuarto chakra (pecho).
Punción: insertar la aguja oblicuamente a 0,5 anguli de profundidad. Se puede aplicar el agnikarma.

V 40*
Punto mar
Elemento asociado: tierra
Dosha asociado: kapha
Punto relacionado: mar (agua) del meridiano del riñón
Punto que controla los canales por donde circula el agua (*ambhuvaha srotas*)
Forma parte del marma janu (junto con VB 34 y E 35)
Localización: se encuentra en el punto medio del pliegue transversal poplíteo.
Indicaciones: trastornos motores y dolor en piernas y cadera, dolor abdominal, vómitos, diarrea, lumbago, contracción de los tendones de la zona poplítea, atrofia muscular, hemiplejia, trastornos cutáneos y genitourinarios.
Terapia de marma janu: trata el dolor en piernas y parte inferior de la espalda, incluyendo la articulación de la cadera.
Punción: insertar la aguja perpendicularmente a una anguli de profundidad.

V 39
Localización: se encuentra en el borde interno del tendón del músculo bíceps femoral, por fuera de V 40.
Indicaciones: distensión del abdomen inferior (zona vata), disuria, dolor y rigidez en la región lumbar, piernas y pies.
Punción: insertar la aguja perpendicularmente a una anguli de profundidad. Se puede aplicar el agnikarma.

V 38
Localización: se encuentra en el lado interno del tendón del músculo bíceps femoral, una anguli por encima de V 39.
Indicaciones: parestesias en el muslo, contracción de los tendones en la zona poplítea, entumecimiento en el área glútea y femoral.
Punción: insertar la aguja perpendicularmente a una anguli de profundidad. Se puede aplicar el agnikarma.

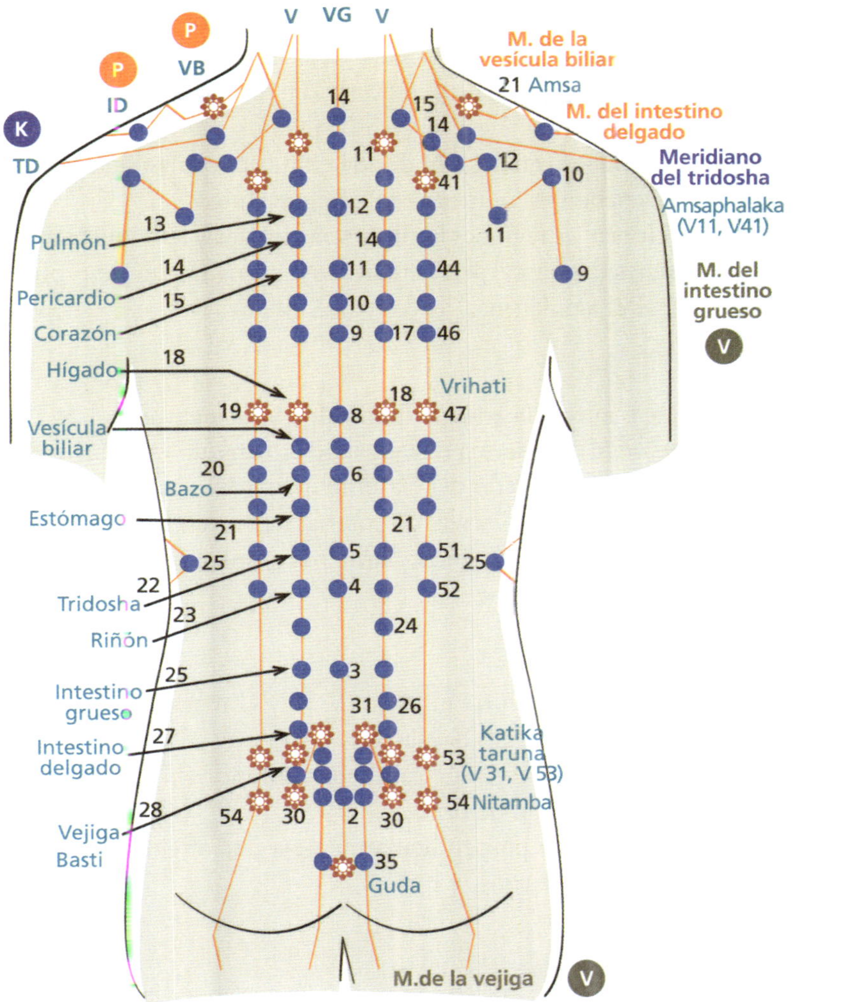

FIGURA 30

V 37*

Forma parte del marma urvi (junto con E 32)

Localización: se encuentra en el centro de la parte posterior del muslo, en la línea que une el punto V 36 con el punto V 40.

Indicaciones: lumbago y dolor en muslos, retención de orina.

Terapia de marma urvi: estimula los canales por donde circula el agua (*ambhu-vaha srotas*), por lo que se utiliza para tratar la retención de orina y el edema y dolor en el área inguinal.

Punción: insertar la aguja perpendicularmente a una anguli de profundidad. Se puede aplicar el agnikarma.

V 36*

Punto que controla los canales por donde circula la orina (*mutravaha srotas*)
Localización: se encuentra en medio del pliegue glúteo.
Indicaciones: dolor en las regiones lumbar, sacra, glútea y femoral, hemorroides.
Punción: insertar la aguja perpendicularmente a una anguli de profundidad. Se puede aplicar el agnikarma.

V 35

Punto local que controla la energía descendente (*apana vayu*)
Localización: se encuentra a una distancia de 0,5 anguli hacia fuera del meridiano vaso gobernador al lado del extremo del coxis.
Indicaciones: hemorroides, diarrea, disentería, leucorrea, impotencia.
Punción: insertar la aguja perpendicularmente a una anguli de profundidad. Se puede aplicar el agnikarma.

V 34

Localización: se encuentra entre el punto V 30 y el meridiano vaso gobernador, a nivel del cuarto agujero del sacro.
Indicaciones: lumbago, dolor en el abdomen inferior (hipogastrio), estreñimiento, disuria y retención de orina.
Punción: insertar la aguja perpendicularmente a una anguli de profundidad. Se puede aplicar el agnikarma.

V 33

Localización: se encuentra entre el punto V 29 y el meridiano vaso gobernador, al nivel del tercer agujero del sacro.
Indicaciones: ciática, lumbago, estreñimiento, disuria, menstruación irregular, leucorrea, hemorroides.
Punción: insertar la aguja perpendicularmente a una anguli de profundidad. Se puede aplicar el agnikarma.

V 32*

Punto local que controla la energía descendente (*apana vayu*)
Localización: se encuentra en el punto medio entre el borde superior de la espina ilíaca y el meridiano vaso gobernador, en el segundo agujero del sacro.

Indicaciones: lumbago, ciática, reumatismo, atrofia muscular, trastornos motores de las piernas, hernia, menstruación irregular, leucorrea, hemorroides.
Punción: insertar la aguja perpendicularmente a una anguli de profundidad. Se puede aplicar el agnikarma.

V 31

Forma parte del marma katika taruna (junto con V 53)
Localización: se encuentra en el punto medio entre el borde superior de la espina ilíaca y el meridiano vaso gobernador, en el primer agujero del sacro.
Indicaciones: lumbago, ciática, prolapso del útero, menstruación irregular, leucorrea, estreñimiento, hemorroides, escasez de orina.
Terapia de marma katika taruna: tratamiento de la articulación de la cadera.
Punción: insertar la aguja perpendicularmente a una anguli de profundidad. Se puede aplicar el agnikarma.

V 30

Punto que controla los canales por donde circula la orina (*mutravaha srotas*)
Localización: se encuentra a una distancia de 1,5 anguli hacia afuera del meridiano vaso gobernador, a nivel del cuarto agujero del sacro.
Indicaciones: lumbago, dolor en las articulaciones de la cadera, emisión seminal anormal, menstruación irregular, leucorrea, endometriosis, hernia.
Punción: insertar la aguja perpendicularmente a una anguli de profundidad.

V 29

Localización: se encuentra a una distancia de 1,5 anguli hacia afuera del meridiano vaso gobernador, a nivel del tercer agujero del sacro.
Indicaciones: dolor y rigidez en la región lumbar, disentería, hernia.
Punción: insertar la aguja perpendicularmente a una anguli de profundidad. Se puede aplicar el agnikarma.

V 28*

Punto dorsal del órgano vejiga y de los canales por donde circula la orina (*mutravaha srotas*)
Forma parte del marma basti (junto con Vc 4 y Vc 6)
Localización: se encuentra a una distancia de 1,5 anguli hacia afuera del meridiano vaso gobernador, a nivel del segundo agujero del sacro.
Indicaciones: dolor y rigidez en la región lumbar, retención de orina, espermatorrea, enuresis, diarrea, estreñimiento, dolor y distensión abdominal.

Terapia de marma basti: enfermedades del aparato genitourinario.
Punción: insertar la aguja perpendicularmente a una anguli de profundidad. Se puede aplicar el agnikarma.

V 27*

Punto de asentamiento en la espalda del intestino delgado y de los canales por donde circula el flujo menstrual (*artavaha srotas*)
Localización: se encuentra a una distancia de 1,5 anguli hacia afuera del meridiano vaso gobernador, a nivel del primer agujero del sacro.
Indicaciones: dolor y distensión del abdomen inferior, enuresis, disentería, emisión seminal anormal, hematuria.
Punción: insertar la aguja perpendicularmente a una anguli de profundidad. Se puede aplicar el agnikarma.

V 26

Localización: se encuentra a una distancia de 1,5 anguli hacia afuera del meridiano vaso gobernador, bajo la apófisis espinosa de la quinta vértebra lumbar.
Indicaciones: lumbago, diarrea, distensión abdominal.
Punción: insertar la aguja perpendicularmente a una anguli de profundidad. Se puede aplicar el agnikarma.

V 25*

Punto dorsal del intestino grueso y de los canales por donde circulan las heces (*purishavaha srotas*)
Localización: se encuentra a 1,5 anguli hacia fuera del borde inferior de la apófisis espinosa de la cuarta vértebra lumbar.
Indicaciones: parálisis infantil, lumbago, dolor y distensión abdominal, enteritis, diarrea, estreñimiento.
Punción: insertar la aguja perpendicularmente a una anguli de profundidad. Se puede aplicar el agnikarma.

V 24

Localización: se encuentra a 1,5 anguli hacia fuera del borde inferior de la apófisis espinosa de la tercera vértebra lumbar.
Indicaciones: lumbago, dolor de espalda, hemorroides.
Punción: insertar la aguja perpendicularmente a una anguli de profundidad. Se puede aplicar el agnikarma.

V 23*

Punto dorsal del riñón y de los canales que aportan grasa (*medavaha srotas*)
Localización: se encuentra a 1,5 anguli hacia fuera del borde inferior de la apófisis espinosa de la segunda vértebra lumbar.
Indicaciones: sordera, tinnitus, visión borrosa, dolor de espalda, emisión seminal anormal, impotencia, enuresis, menstruación irregular, leucorrea, debilidad en las rodillas, edema, dolor en los pies. Es muy útil en trastornos crónicos.
Punción: insertar la aguja perpendicularmente a una anguli de profundidad. Se puede aplicar el agnikarma.

V 22*

Punto dorsal del meridiano del tridosha y de los canales que aportan tejido reproductor (*shukravaha srotas*)
Localización: se encuentra a 1,5 anguli hacia fuera del borde inferior de la apófisis espinosa de la primera vértebra lumbar.
Indicaciones: dolor y rigidez en la región lumbar, vómitos, distensión abdominal, indigestión, diarrea, disentería, edema.
Punción: insertar la aguja perpendicularmente a una anguli de profundidad. Se puede aplicar el agnikarma.

V 21*

Punto dorsal del estómago y de los canales por donde circula el alimento (*annavaha srotas*)
Localización: se encuentra a 1,5 anguli hacia fuera del borde inferior de la apófisis espinosa de la duodécima vértebra torácica.
Indicaciones: distensión abdominal, náuseas, indigestión, dolor precordial, epigástrico y en el hipocondrio, vómitos.
Punción: insertar la aguja oblicuamente a 0,5 anguli de profundidad. Se puede aplicar el agnikarma.

V 20*

Punto dorsal del bazo y de los canales por donde circula el pensamiento (*manovaha srotas*)
Localización: se encuentra a 1,5 anguli hacia fuera del borde inferior de la apófisis espinosa de la undécima vértebra torácica.
Indicaciones: anorexia, fatiga, dolor e inflamación de la espalda, vómitos, indigestión, distensión abdominal, ictericia, disentería, diarrea, adelgazamiento a pesar de comer en abundancia, dolor de garganta, dolor acompañado de frío, edema.

Punción: insertar la aguja oblicuamente a 0,5 anguli de profundidad. Se puede aplicar el agnikarma.

V 19*

Punto dorsal de la vesícula biliar y de los canales por donde circula la sangre (*raktavaha srotas*)
Localización: se encuentra a 1,5 anguli hacia fuera del borde inferior de la apófisis espinosa de la décima vértebra torácica.
Indicaciones: insomnio, fiebre vespertina, sabor amargo en la boca (pitta), dolor en pecho e hipocondrio, ictericia, arcadas, tuberculosis pulmonar.
Punción: insertar la aguja oblicuamente a 0,5 anguli de profundidad. Se puede aplicar el agnikarma.

V 18*

Punto dorsal del hígado y de los canales por donde circula la sangre (*raktavaha srotas*)
Forma parte del marma vrihati (junto con V 47)
Localización: se encuentra a 1,5 anguli hacia fuera del borde inferior de la apófisis espinosa de la novena vértebra torácica.
Indicaciones: trastornos mentales y epilepsia, visión borrosa, conjuntivitis, epistaxis, ictericia, dolor en la espalda y el hipocondrio, hematemesis, hemeralopia.
Terapia de marma vrihati: tos con sangre, síntomas cardíacos.
Punción: insertar la aguja oblicuamente a 0,5 anguli de profundidad. Se puede aplicar el agnikarma.

V 17*

Localización: se encuentra a 1,5 anguli hacia fuera del borde inferior de la apófisis espinosa de la séptima vértebra torácica.
Indicaciones: deglución difícil, fiebre vespertina (tipo vata), sudor nocturno, vómitos, tos, hipo, asma, hemoptisis, leucemia, letargo sin ganas de hablar, dolores generalizados, disfagia.
Punción: insertar la aguja oblicuamente a 0,5 anguli de profundidad. Se puede aplicar el agnikarma.

V 16

Localización: se encuentra a 1,5 anguli hacia fuera del borde inferior de la apófisis espinosa de la sexta vértebra torácica.
Indicaciones: dolor precordial y abdominal.

Punción: insertar la aguja oblicuamente a 0,5 anguli de profundidad. Se puede aplicar el agnikarma.

V 15*

Punto dorsal del corazón y de los canales por donde circula prana (*pranavaha srotas*)

Localización: se encuentra a 1,5 anguli hacia fuera del borde inferior de la apófisis espinosa de la quinta vértebra torácica.

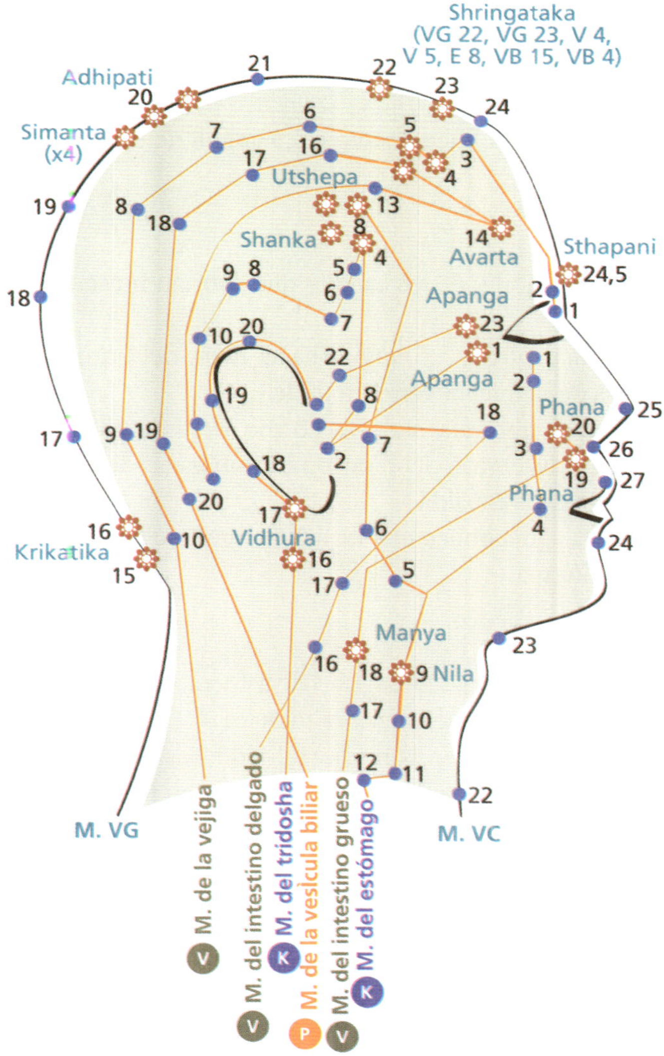

Figura 31

Indicaciones: amnesia, palpitaciones, taquicardia, pánico, irritabilidad, dolor precordial, sobresaltos, hemoptisis, epilepsia, tos.
Punción: insertar la aguja oblicuamente a 0,5 anguli de profundidad. Se puede aplicar el agnikarma.

V 14*
Punto dorsal del pericardio y de los canales por donde circula el plasma (*rasavaha srotas*)
Localización: se encuentra a 1,5 anguli hacia fuera del borde inferior de la apófisis espinosa de la cuarta vértebra torácica.
Indicaciones: trastornos mentales y agitación, enfermedades cardiacas, sensación de opresión en el pecho.
Punción: insertar la aguja oblicuamente a 0,5 anguli de profundidad. Se puede aplicar el agnikarma.

V 13*
Punto dorsal del pulmón y de los canales que aportan músculo (*mamsavaha srotas*)
Localización: se encuentra a 1,5 anguli hacia fuera del borde inferior de la apófisis espinosa de la tercera vértebra torácica.
Indicaciones: fiebre de tipo vata, sudor nocturno, desórdenes pulmonares, sed, opresión torácica y distensión del hipocondrio sin ganas de comer, prurito de la piel, contractura de la espalda.
Punción: insertar la aguja oblicuamente a 0,5 anguli de profundidad. Se puede aplicar el agnikarma.

V 12
Localización: se encuentra a 1,5 anguli hacia fuera del borde inferior de la apófisis espinosa de la segunda vértebra torácica.
Indicaciones: cefalea, rigidez en la nuca, resfriado, tos, fiebre, dolor en la espalda, calor en el tórax, trastornos dermatológicos en la espalda.
Punción: insertar la aguja oblicuamente a 0,5 anguli de profundidad. Se puede aplicar el agnikarma.

V 11*
Forma parte del marma amsaphalaka (junto con V 41)
Localización: se encuentra a 1,5 anguli por fuera del borde inferior de la apófisis espinosa de la primera vértebra torácica.

Indicaciones: artritis en las articulaciones, dolor en la región escapular, rigidez en la nuca, tos, fiebre, cefalea.
Terapia de marma amsaphalaka: se utiliza para tratar el cuarto chakra (*anahata*).
Punción: insertar la aguja oblicuamente a 0,5 anguli de profundidad. Se puede aplicar el agnikarma.

V 10*
Localización: se encuentra a 0,5 anguli del borde posterior del cuero cabelludo, 1,3 anguli por fuera del meridiano vaso gobernador (VG 15).
Indicaciones: vertigo y mareos, cefalea, dolor y rigidez en la nuca por temor al viento, dolor en hombros y espalda, disminución de la agudeza visual, lagrimeo, anosmia epilepsia y convulsión infantil, obstrucción nasal.
Punción: insertar la aguja perpendicularmente a 0,5 anguli de profundidad. Se puede aplicar el agnikarma.

V 9
Localización: se encuentra en el lado externo del borde superior de la protuberancia occipital, a 1,3 anguli por fuera del meridiano vaso gobernador (VG 17).
Indicaciones: cefalea, dolor de ojos, obstrucción nasal.
Punción: insertar la aguja horizontalmente a 0,5 anguli de profundidad.

V 8
Localización: se encuentra a 1,5 anguli por fuera del meridiano vaso gobernador posterior al punto V 7.
Indicaciones: trastornos mentales, mareo, tinnitus.
Punción: insertar la aguja horizontalmente a 0,5 anguli de profundidad.

V 7
Localización: se encuentra a 1,5 anguli por fuera del meridiano vaso gobernador, 1,5 anguli posterior al punto V 6, 4 anguli por encima de la línea del cabello.
Indicaciones: rinorrea, pólipos nasales, mareo, cefalea, obstrucción nasal, epistaxis.
Punción: insertar la aguja horizontalmente a 0,5 anguli de profundidad.

V 6
Localización: se encuentra a una 1,5 anguli por fuera del meridiano vaso gobernador, a una distancia de 1,5 anguli posterior a V 5.
Indicaciones: obstrucción nasal, visión borrosa, cefalea.
Punción: insertar la aguja horizontalmente a 0,5 anguli de profundidad.

V 5*

Forma parte del segundo marma shringataka (junto con VB 15, VG 22 y VG 23)
Localización: se encuentra a una distancia de una anguli, en la línea anterior del nacimiento del cabello, por encima de V 4.
Indicaciones: visión borrosa, epilepsia, cefalea.
Terapia de marma shringataka: estimula el sistema nervioso y calma ojos, orejas, nariz y lengua.
Punción: insertar la aguja horizontalmente a 0,5 anguli de profundidad.

V 4*

Forma parte del primer marma shringataka (junto con VB 4, E 8)
Localización: se encuentra a una distancia de 1,5 anguli lateral del punto VG 24.
Indicaciones: visión borrosa, dolor en ojos, cefalea frontal y de vértex, epistaxis, obstrucción nasal.
Terapia de marma shringataka: estimula el sistema nervioso y calma ojos, orejas, nariz y lengua.
Punción: insertar la aguja horizontalmente a 0,5 anguli de profundidad.

V 3

Localización: se encuentra entre los puntos VG 24 y V 4, por encima del extremo interno de la ceja.
Indicaciones: epilepsia, vértigo, cefalea.
Punción: insertar la aguja horizontalmente a 0,5 anguli de profundidad.

V 2*

Localización: se encuentra en la depresión, en el final interno de las cejas.
Indicaciones: visión borrosa, vértigo, cefalea, dolor en la región supraorbitaria, lagrimeo provocado por el viento, conjuntivitis, tics en los párpados, miopía.
Punción: insertar la aguja horizontalmente a 0,5 anguli de profundidad hacia V1 o hacia el centro de la ceja.

V 1*

Localización: se encuentra a 0,1 anguli por encima del ángulo interno del ojo. Para localizar este punto, hay que pedir al paciente que cierre los ojos.
Indicaciones: desórdenes en los ojos. Es un punto peligroso.
Punción: insertar la aguja 6 mm, solo superficialmente.

Siras del meridiano del hígado (Fig. 27 y 28)

Indicaciones y localización de los puntos del meridiano del hígado (*yakrt dhamani*) (H).

H 1

Punto pozo
Elemento asociado: éter
Dosha asociado: vata
Punto relacionado: pozo (aire) del meridiano de la vesícula biliar. Bhutagni de éter.
Localización: se encuentra cercano al ángulo interno de la uña del dedo gordo.
Indicaciones: trastornos psíquicos, somnolencia con ganas de cerrar los ojos, vértigo, suspiros, dolor e hinchazón abdominal, edema y dolor en los genitales externos, prolapso del útero, hernia, hemorragia uterina, micción difícil, enuresis.
Punción: insertar la aguja oblicuamente a 0,1-0,2 anguli de profundidad. Se puede aplicar el agnikarma.

H 2

Punto manantial
Elemento asociado: fuego
Dosha asociado: pitta
Punto relacionado: manantial (agua) del meridiano de la vesícula biliar
Punto de sedación
Sira que controla ranjaka pitta y los canales por donde circula el sudor (*swedavaha srotas*). Bhutagni de fuego.
Forma parte del marma pada kshipra
Localización: se encuentra en la unión del dedo gordo y del segundo dedo del pie.
Indicaciones: insomnio, cefalea, vértigo, menorragia, uretritis, enuresis, retención de orina, hernia, desviación de la boca, sensación de opresión en la garganta, rubor, tos, asma, edema y dolor de ojos, visión borrosa, dolor en el hipocondrio, dolor e hinchazón de rodilla, epilepsia, convulsiones, temblores.
Terapia de marma pada kshipra: hinchazón, enrojecimiento y dolor en los ojos y los dedos de los pies. «Indicaciones: dolor, hemorragias y convulsiones».[69]
Punción: insertar la aguja oblicuamente a 0,5 anguli de profundidad. Se puede aplicar el agnikarma.

H 3*

Punto arroyo, punto base

Elemento asociado: tierra

Dosha asociado: kapha

Punto relacionado con alochaka pitta y los canales por donde circula el sudor (*swedavaha srotas*). Bhutagni de tierra.

Forma parte del marma pada kurccha (junto con VB 42).

Localización: se encuentra en la depresión situada algo distal de la unión del primero y segundo metatarsiano.

Indicaciones: insomnio, epilepsia, cefalea, vértigo, inflamación en los ojos, visión borrosa, sequedad y dolor de garganta, sensación de hartazgo en el hipocondrio, bolo histérico, dolor abdominal, borborigmo, náuseas y vómitos, anorexia, diarrea, estreñimiento, ictericia, dolor genital, metrorragia, amenorrea, hernia, enuresis, retención de orina, dolor lumbar, dolor en la parte anterior del maléolo interno, desviación en la boca, convulsión infantil.

Terapia de marma pada kurccha: permite tratar hipertensión arterial, ictericia, sangrado uterino.

Punción: insertar la aguja perpendicularmente a 0,5 anguli de profundidad. Se puede aplicar el agnikarma.

H 4

Punto río

Elemento asociado: aire/viento

Dosha asociado: vata

Bhutagni de viento

Localización: se encuentra en la depresión, a una anguli del maléolo interno por su parte anterior, entre B 5 y E 41.

Indicaciones: espermatorrea, retención de orina, dolor en los genitales externos, hernia, dolor periumbilical, dolor de tobillos que dificulta la deambulación.

Punción: insertar la aguja perpendicularmente a 0,3-0,5 anguli de profundidad. Se puede aplicar el agnikarma.

H 5

Punto puente

Localización: se encuentra 5 anguli por encima de la punta del maléolo interno.

Indicaciones: hernia, todo tipo de alteraciones sexuales (espermatorrea, eyaculación precoz, impotencia), orquitis, prurito vaginal, leucorrea, menstruación irregular, metrorragias e hipermetrorrea, disuria, enuresis, dolor en piernas.

Punción: insertar la aguja horizontalmente a 0,3-0,5 anguli de profundidad hacia la parte posterior. Se puede aplicar el agnikarma.

H 6*

Punto hendidura

Localización: se encuentra 7 anguli por encima de la punta del maléolo interno.

Indicaciones: hernia, hemorragia uterina, ictericia, dolor abdominal, dolor en genitales externos, artritis en piernas que impide estar de pie, calor en la planta de los pies.

Punción: insertar la aguja horizontalmente a 0,3-0,5 anguli de profundidad. Se puede aplicar el agnikarma.

H 7

Localización: se encuentra a una anguli del cóndilo interno de la tibia por su parte posteroinferior.

Indicaciones: dolor en la parte interna de las rodillas.

Punción: insertar la aguja perpendicularmente a 0,4-0,6 anguli de profundidad. Se puede aplicar el agnikarma.

H 8*

Punto mar

Elemento asociado: agua

Dosha asociado: kapha

Punto relacionado: mar (tierra) del meridiano de la vesícula biliar. Bhutagni de agua.

Punto de tonificación

Localización: se encuentra en el final del pliegue transversal medial de la rodilla.

Indicaciones: impotencia, manía, prolapso uterino, dolor en el bajo vientre, dificultad para orinar, retención de orina, prurito vulvar, espermatorrea, dolor en el lado interno de la rodilla y la pierna, dolor y prurito en genitales externos, calor sin sudor en el cuerpo.

Punción: insertar la aguja perpendicularmente a 0,5-1 anguli de profundidad. Se puede aplicar el agnikarma.

H 9*

Forma parte del marma ani (junto con B 10, además de VB 31 y E 33 en la parte externa)

Localización: se encuentra 4 anguli por encima del epicóndilo interno del fémur (H 8).

Indicaciones: desorden muscular, disuria, menstruación irregular, dolor en la región lumbosacra y el abdomen.
Terapia de marma ani: controla el tono muscular.
Punción: insertar la aguja perpendicularmente a 0,6-0,7 anguli de profundidad. Se puede aplicar el agnikarma.

H 10
Localización: se encuentra 3 anguli por debajo del punto E 30.
Indicaciones: retención de orina, distensión del abdomen inferior.
Punción: insertar la aguja perpendicularmente a 0,5-1 anguli de profundidad. Se puede aplicar el agnikarma.

H 11*
Forma parte del marma lohitaksha (junto con C 1 en la axila)
Controla los canales por donde circula el plasma (*rasavaha srotas*)
Localización: se encuentra 2 anguli por debajo del punto E 30.
Indicaciones: dolor en muslos y piernas, menstruación irregular.
Terapia de marma lohitaksha: asiste a la circulación y al dolor en las extremidades.
Punción: insertar la aguja perpendicularmente a 0,5-1 anguli de profundidad. Se puede aplicar el agnikarma.

H 12
Localización: se encuentra a 2,5 anguli del meridiano vaso concepción (VC) hacia fuera, en el surco inguinal.
Indicaciones: hernia, dolor en los genitales externos.
Punción: insertar la aguja perpendicularmente a 0,5-1 anguli de profundidad. Se puede aplicar el agnikarma, 3-5 minutos.

H 13*
Punto frontal de alarma del bazo y de los canales por donde circula el pensamiento (*manovaha srotas*)
Localización: se encuentra por debajo del extremo libre de la undécima costilla flotante.
Indicaciones: nerviosismo y anorexia, vómitos, distensión abdominal, borborigmos, diarrea, indigestión, hepatitis, ictericia, delgadez, dolor en epigastrio y vómitos, dolor en el hipocondrio y neuralgia intercostal, disnea, astenia de las extremidades, dolor dorsolumbar con sensación de frío que impide la rotación.

Punción: insertar la aguja perpendicularmente a 0,8-1 anguli de profundidad. Se puede aplicar el agnikarma.

H 14*

Punto frontal de alarma del hígado y de los canales por donde circula la sangre (*raktavaha srotas*)

Localización: se encuentra en el sexto espacio intercostal, en la línea mamaria, dos costillas por debajo del pezón.

Indicaciones: depresión nerviosa, anorexia, vómitos, dolor precordial, dolor en el hipocondrio, trastornos en la mama, distensión abdominal, opresión en el tórax, nerviosismo, tos y disnea, hipo, regurgitación ácida.

Punción: insertar la aguja oblicuamente a 0,3 anguli de profundidad. Se puede aplicar el agnikarma.

Siras del meridiano de la vesícula biliar (Fig. 28, 30, 31 y 32)

Indicaciones y localización de los puntos del meridiano de la vesícula biliar (*pittashaya dhamani*) (VB).

VB 44

Punto pozo

Elemento asociado: viento/aire

Dosha asociado: vata

Punto relacionado: pozo (éter) del meridiano del hígado

Localización: se encuentra a 0,1 anguli de la parte posterior del ángulo ungueal, en el lado externo del cuarto dedo del pie.

Indicaciones: alteraciones de sueño, enfermedades febriles, sordera, migraña, dolor en los ojos, dolor en el hipocondrio.

Punción: insertar la aguja oblicuamente a 0,1-0,2 anguli de profundidad. Se puede aplicar el agnikarma.

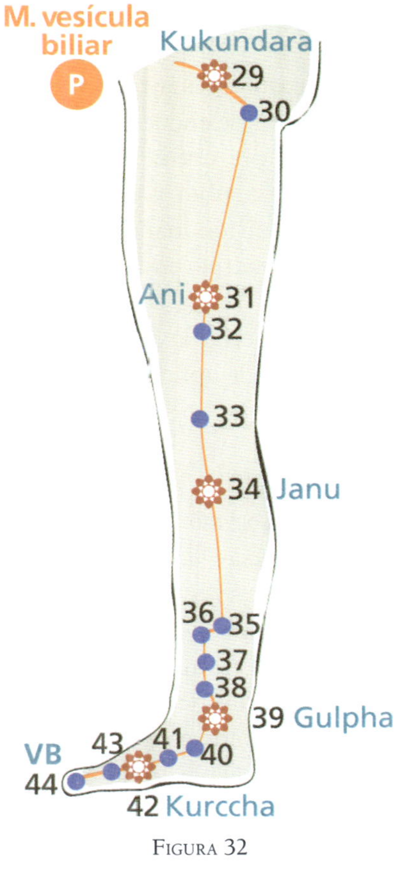

FIGURA 32

VB 43
Punto manantial
Elemento asociado: agua
Dosha asociado: pitta
Punto relacionado: manantial (fuego) del meridiano del hígado.
Punto de tonificación
Localización: se encuentra en la parte anterior de la cuarta y quinta articulación metatarsofalángica, en el margen de la comisura entre el cuarto y el quinto dedo del pie.
Indicaciones: enfermedades febriles, visión borrosa, dolor en las mejillas y en el ángulo externo del ojo, tinnitus, dolor submandibular y en el hipocondrio.
Punción: insertar la aguja oblicuamente a 0,2-0,3 anguli de profundidad hacia arriba. Se puede aplicar el agnikarma.

VB 42*
Forma parte del marma pada kurccha (junto con H 3)
Localización: se encuentra en el lado interno del tendón del músculo extensor digital del pie, entre el cuarto y el quinto metatarsiano.
Indicaciones: rubor y edema en la parte posterior del pie, dolor ocular, ojos rojos, distensión mamaria, edema en la región axilar, hipertensión arterial.
Terapia de marma pada kurccha: hipertensión arterial, ictericia, sangrado uterino.
Punción: insertar la aguja perpendicularmente a 0,3-0,4 anguli de profundidad. Se puede aplicar el agnikarma.

VB 41*
Punto arroyo
Elemento asociado: éter
Dosha asociado: vata
Localización: se encuentra en la depresión inmediata y distal a la unión de la base del cuarto y el quinto metatarsiano.
Indicaciones: estancamiento del prana en la región cefálica (cefaleas, conjuntivitis, sordera), visión borrosa, enrojecimiento ocular, sensación de arenilla en el ojo, dolor en el ángulo externo del ojo, deslumbramiento y vértigo, sordera y acúfenos, dolor en pies, desórdenes en oídos y mamas.
Punción: insertar la aguja perpendicularmente a 0,3-0,5 anguli de profundidad. Se puede aplicar el agnikarma.

VB 40*

Punto base, punto directamente relacionado con la vesícula
Localización: se encuentra en la depresión que está en la zona del borde anterior del maléolo externo.
Indicaciones: dolor y edema en tobillos, nuca, pecho e hipocondrio, edema en la región axilar, malaria, visión borrosa, vómitos, regurgitación ácida, debilidad y dolor en las piernas.
Punción: insertar la aguja perpendicularmente a 0,3-0,5 anguli de profundidad. Se puede aplicar el agnikarma.

VB 39*

Punto de reunión de la médula
Forma parte del marma gulpha (junto con V 59)
Localización: se encuentra en la depresión, 3 anguli por encima del extremo del maléolo externo.
Indicaciones: desórdenes en la médula, dolor y parálisis en piernas, dolor de cuello.
Terapia de marma gulpha: tratamiento de la parálisis en piernas y dolor (especialmente en la articulación del tobillo).
Punción: insertar la aguja perpendicularmente a 0,4-0,5 anguli de profundidad. Se puede aplicar el agnikarma.

VB 38*

Punto río
Elemento asociado: fuego
Dosha asociado: pitta
Punto de sedación
Localización: se encuentra 4 anguli por encima de la punta del maléolo externo un poco hacia su parte anterior.
Indicaciones: artritis en rodillas, jaqueca, sensación de calor en la cabeza como si se quemara, dolor en el ángulo externo del ojo, dolor en la fosa supraclavicular y en la región axilar, malaria, bloqueos a lo largo del meridiano, escrófula, dolor en garganta, pecho, hipocondrio y en la parte externa de las piernas.
Punción: insertar la aguja perpendicularmente a 0,5-0,7 anguli de profundidad. Se puede aplicar el agnikarma.

VB 37*

Punto puente
Localización: se encuentra en el borde anterior del peroné, 5 anguli por encima de la punta del maléolo externo.

Indicaciones: desórdenes en ojos (miopía, visión borrosa, mala visión nocturna), dolor en rodillas, piernas y mamas.
Punción: insertar la aguja perpendicularmente a 0,7-1 anguli de profundidad. Se puede aplicar el agnikarma.

VB 36
Punto hendidura
Localización: se encuentra en el borde anterior del peroné, 7 anguli por encima de la punta del maléolo externo.
Indicaciones: cefaleas, calambres en pantorrillas, dolor y rigidez en nuca, pecho e hipocondrio.
Punción: insertar la aguja perpendicularmente a 0,5-0,8 anguli de profundidad. Se puede aplicar el agnikarma.

VB 35
Localización: se encuentra a nivel de VB 36 y un poco anterior a este, en el borde posterior del peroné.
Indicaciones: palpitaciones, pánico, manía, sensación de opresión en el pecho, dolor y debilidad en caderas, rodillas y piernas.
Punción: insertar la aguja perpendicularmente a 0,5-0,8 anguli de profundidad. Se puede aplicar el agnikarma.

VB 34*
Punto mar
Elemento asociado: tierra
Dosha asociado: kapha
Punto relacionado: mar (agua) del meridiano del hígado
Forma parte del marma janu (junto con V 40 y E 35)
Localización: se encuentra en la depresión situada en la zona anterior y bajo la cabeza del peroné.
Indicaciones: desórdenes mentales, hipertensión arterial, vértigo, vómitos, epilepsia, enfermedades relacionadas con la vesícula biliar, sabor amargo en la boca, dolor, entumecimiento y contractura en los músculos y en los tendones de las piernas.
Terapia de marma janu: permite tratar el dolor en las piernas y la parte inferior de la espalda, incluida la articulación de la cadera.
Punción: insertar la aguja perpendicularmente a 0,8-1,2 anguli de profundidad. Se puede aplicar el agnikarma.

VB 33
Localización: se encuentra en la depresión, lateral a la junta de la rodilla y 3 anguli encima de VB 34.
Indicaciones: entumecimiento en las piernas, dolor y edema en las rodillas.
Punción: insertar la aguja perpendicularmente a 0,5 anguli de profundidad.

VB 32
Localización: se encuentra 5 anguli por encima del pliegue transversal poplíteo.
Indicaciones: entumecimiento, dolor y debilidad en las piernas, hemiplejia, atrofia muscular.
Punción: insertar la aguja perpendicularmente a 0,5-0,8 anguli de profundidad. Se puede aplicar el agnikarma.

VB 31*
Forma parte del marma ani de la extremidad inferior (junto con E 33 y H 9 y B 10 en la parte interna)
Localización: se encuentra 7 anguli por encima del pliegue poplíteo, en la parte externa del muslo.
Indicaciones: parálisis infantil, trastornos motores y dolor en las piernas, hemiplejia, ciática, atrofia muscular.
Terapia de marma ani: permite controlar el tono muscular.
Punción: insertar la aguja perpendicularmente a 0,7-1,2 anguli de profundidad. Se puede aplicar el agnikarma.

VB 30*
Localización: se encuentra hacia el lateral de V 54 y un poco inferior a este, cerca del trocánter mayor.
Indicaciones: lumbago, ciática, hemiplejia, dolor en la región de la cadera, atrofia muscular, trastornos motores, dolor y debilidad en las piernas (imposible flexionar o extender).
Punción: insertar la aguja perpendicularmente a 1,5-2,5 anguli de profundidad. Se puede aplicar el agnikarma.

VB 29*
Marma kukundara
Punto que controla los canales que aportan tejido reproductor (*shukravaha srotas*) y por donde circula la orina (*mutravaha srotas*)

Localización: se encuentra a media distancia entre el trocánter mayor y la espina ilíaca anterosuperior.
Indicaciones: parálisis, dolor en la espalda y las piernas.
Terapia de marma kukundara: permite controlar los canales por donde circula la sangre (*raktavaha srotas*) y la formación de sangre. Para estimular los canales por donde circula el plasma (*rasavaha srotas*) masajear usando aceite de pachuli.
Punción: insertar la aguja perpendicularmente a 0,5-1 anguli de profundidad. Se puede aplicar el agnikarma.

VB 28
Localización: se encuentra a 0,5 anguli del punto VB 27 por su parte anteroinferior.
Indicaciones: lumbago, prolapso del útero, dolor en la articulación de la cadera, leucorrea, dolor en abdomen inferior.
Punción: insertar la aguja perpendicularmente a 0,5-1 anguli de profundidad. Se puede aplicar el agnikarma.

VB 27
Localización: se encuentra 3 anguli por debajo del nivel del ombligo, por encima de la parte anterosuperior de la espina ilíaca (a 0,5 anguli de esta).
Indicaciones: lumbago y dolor en la articulación de la cadera, hernia, leucorrea.
Punción: insertar la aguja perpendicularmente a 0,5 -1 anguli de profundidad. Se puede aplicar el agnikarma.

VB 26*
Forma parte del marma parshva sandhi
Localización: se encuentra a nivel del ombligo, justo por debajo del extremo libre de la undécima costilla.
Indicaciones: lumbago, dolor en el hipocondrio, prolapso de útero, menstruación irregular, leucorrea, amenorrea, hernia.
Terapia de marma parshva sandhi: favorece la circulación, «controla el segundo chakra, ovarios y glándulas suprarrenales».[70]
Punción: insertar la aguja perpendicularmente a 0,5-1 anguli de profundidad. Se puede aplicar el agnikarma.

VB 25*
Punto frontal del riñón y también de los canales que aportan grasa al cuerpo (*medavaha srotas*)

Localización: se encuentra en el borde inferior del extremo libre de la duodécima costilla.
Indicaciones: lumbago, nefritis, micción difícil y orines oscuros, dolores de espalda e hipocondrio, borborigmos, diarreas crónicas, distensión abdominal.
Punción: insertar la aguja perpendicularmente a 0,3-0,5 anguli de profundidad. Se puede aplicar el agnikarma.

VB 24*

Punto frontal de la vesícula biliar y de los canales por donde circula la sangre (*raktavaha srotas*)
Localización: se encuentra en la parte inferior del pezón, entre la séptima y octava costilla.
Indicaciones: hepatitis, colecistitis, vómitos y náusea, regurgitación ácida, boca amarga, suspiros frecuentes, hipo, tristeza, dificultad en el habla, astenia, ictericia por obstrucción, litiasis.
Punción: insertar la aguja oblicuamente a 0,3-0,5 anguli de profundidad. Se puede aplicar el agnikarma.

VB 23

Localización: se encuentra casi a nivel de los pezones, una anguli anterior al punto VB 22.
Indicaciones: asma y sensación de opresión en el pecho.
Punción: insertar la aguja oblicuamente a 0,3-0,5 anguli de profundidad. Se puede aplicar el agnikarma.

VB 22

Localización: se encuentra 3 anguli por debajo de la axila, en la línea media axilar.
Indicaciones: dolor y edema en la región axilar y el hipocondrio.
Punción: insertar la aguja oblicuamente a 0,3-0,5 anguli de profundidad. Se puede aplicar el agnikarma.

VB 21*

Forma parte del marma amsa
Localización: se encuentra entre el punto medio de la clavícula y la parte superior de la escápula, entre VG 14 y el acromion.
Indicaciones: desórdenes en la glándula tiroides y el sistema endocrino, hipogalactia, mastitis, dolor en hombros, nuca y espalda, parto difícil, apoplejía, vómitos, náuseas, disnea.

Terapia de marma amsa: estimula el chakra laríngeo, la tiroides y el sistema endocrino.
Punción: insertar la aguja perpendicularmente hacia atrás, a 0,5 anguli de profundidad. Se puede aplicar el agnikarma.

VB 20*

Forma parte del marma matrika (junto con VG 15, TD 16, ID 17 y VC 23)
Localización: se encuentra en la depresión medial del proceso mastoideo, en la parte posterior de la nuca, a una anguli de la línea del cuero cabelludo, entre el punto medio y el borde inferior del hueso mastoideo.
Indicaciones: resfriado, gripe, catarro, obstrucción nasal, cefalea, mareos, vértigo, ojos rojos y dolor ocular, pérdida de visión, enfermedades febriles sin sudoración, lagrimeo, rinorrea, dificultad al deglutir, contracturas, dolor en la nuca, hombros y espalda.
Terapia de marma matrika: mejora la circulación en la cabeza; controla los canales del sistema nervioso (*majjavaha srotas*).
Punción: insertar la aguja perpendicularmente a 0,5-1 anguli de profundidad, con la punta de la aguja hacia la punta de la nariz. Se puede aplicar el agnikarma.

VB 19

Localización: se encuentra en la depresión situada entre la parte superior del músculo esternocleidomastoideo y el músculo trapecio, a nivel del punto VG 17, en el lado externo de la protuberancia occipital, a mitad de camino entre esta y el borde superior del hueso mastoideo.
Indicaciones: dolor y rigidez en nuca y cabeza.
Punción: insertar la aguja horizontalmente a 0,3-0,5 anguli de profundidad, apuntando hacia abajo. Se puede aplicar el agnikarma.

VB 18

Localización: se encuentra a 2,25 anguli de la línea media (VG) y a 1,5 anguli del punto VB 17 por su parte posterior.
Indicaciones: epistaxis, rinorrea, cefalea.
Punción: insertar la aguja horizontalmente a 0,3-0,5 anguli de profundidad apuntando hacia abajo. Se puede aplicar el agnikarma.

VB 17

Localización: se encuentra a 2,25 anguli de la línea media (VG) y a 1,5 anguli de VB 16 por su parte posterior.

Indicaciones: visión borrosa, jaqueca.
Punción: insertar la aguja horizontalmente a 0,3-0,5 anguli de profundidad, apuntando hacia la parte posterior. Se puede aplicar el agnikarma.

VB 16
Localización: se encuentra a 1,5 anguli del punto VB 15 por su parte posterior, entre este y VB 20.
Indicaciones: visión borrosa, cefalea, ojos rojos y dolor ocular.
Punción: insertar la aguja horizontalmente a 0,3-0,5 anguli de profundidad apuntando hacia la parte posterior. Se puede aplicar el agnikarma.

VB 15*
Forma parte del marma shringataka (junto con V 5, VG 22, VG 23)
Localización: se encuentra entre los puntos VG 24 y E 8, justo encima del punto VB 14.
Indicaciones: visión borrosa, cefalea, lagrimeo, obstrucción nasal, dolor de ojos.
Terapia de marma shringataka: estimula el sistema nervioso y calma ojos, orejas, nariz y lengua.
Punción: insertar la aguja horizontalmente a 0,3-0,5 anguli de profundidad apuntando hacia arriba. Se puede aplicar el agnikarma.

VB 14*
Forma parte del marma avarta
Localización: se encuentra una anguli por encima del punto medio de la ceja.
Indicaciones: desórdenes en la vista (incluso glaucoma, visión borrosa), cefalea y sinusitis frontal, parálisis facial.
Terapia de marma avarta: permite tratar enfermedades de la visión, sinusitis (frontal) y dolores de cabeza temporales.
Punción: insertar la aguja horizontalmente a 0,3-0,5 anguli de profundidad apuntando hacia abajo. Se puede aplicar el agnikarma.

VB 13
Localización: se encuentra 3 anguli por fuera de la línea media, a nivel de VG 24.
Indicaciones: trastornos mentales, epilepsia, cefalea, visión borrosa.
Punción: insertar la aguja horizontalmente a 0,3-0,5 anguli de profundidad apuntando hacia la parte posterior. Se puede aplicar el agnikarma.

VB 12

Localización: se encuentra en la depresión situada debajo de la apófisis mastoidea por su parte posterior.
Indicaciones: insomnio, parálisis facial, dolor dental, cefalea.
Punción: insertar la aguja oblicuamente apuntando hacia abajo a 0,3-0,5 anguli de profundidad. Se puede aplicar el agnikarma.

VB 11

Localización: se encuentra entre los puntos VB 10 y VB 12, por encima de la apófisis mastoidea por su parte posterior.
Indicaciones: sordera, cefalea, dolores de oreja y nuca.
Punción: insertar la aguja horizontalmente a 0,3 anguli de profundidad. Se puede aplicar el agnikarma.

VB 10

Localización: se encuentra entre los puntos VB 9 y VB 11, a una anguli posterior y oblicuo de VB 8.
Indicaciones: sordera, cefalea.
Punción: insertar la aguja horizontalmente a 0,3 anguli de profundidad. Se puede aplicar el agnikarma.

VB 9

Localización: se encuentra a 0,5 anguli oblicuo y posterior del punto VB 8, en la parte anterosuperior de la oreja,
Indicaciones: depresión, cefalea, gingivitis.
Punción: insertar la aguja horizontalmente.

VB 8

Localización: se encuentra a 1,5 anguli de la línea del cuero cabelludo y justo en la parte superior de la cima de la oreja.
Indicaciones: jaqueca (de tipo pitta), vértigo, náuseas, vómitos y convulsiones infantiles.
Punción: insertar la aguja horizontalmente a 0,3-0,5 anguli de profundidad. Se puede aplicar el agnikarma.

VB 7

Localización: se encuentra a un dedo transversal del punto TD 20 por su parte anterior, y está en la línea del cuero cabelludo, en la parte anterosuperior de la cima de la oreja.

Indicaciones: dolor de cabeza de tipo pitta (zona temporal), contracción del músculo masetero, edema en las mejillas.
Punción: insertar la aguja horizontalmente a 0,2-0,3 anguli de profundidad, apuntando hacia la parte posterior. Se puede aplicar el agnikarma.

VB 6
Localización: se encuentra entre los puntos VB 5 y VB 7 en la línea del cuero cabelludo, debajo del ángulo temporal.
Indicaciones: jaqueca de tipo pitta, dolor de ojos.
Punción: insertar la aguja horizontalmente a 0,2-0,3 anguli de profundidad, apuntando hacia la parte posterior. Se puede aplicar el agnikarma.

VB 5
Localización: se encuentra entre los puntos E 8 y VB 7, en la línea del cuero cabelludo en la región temporal.
Indicaciones: jaqueca de tipo pitta, dolor de ojos.
Punción: insertar la aguja horizontalmente a 0,3-0,5 anguli de profundidad. Se puede aplicar el agnikarma.

VB 4*
Forma parte del primer marma shringataka (junto con V 4 y E 8)
Localización: se encuentra entre los puntos E 8 y VB 5, en la línea del cuero cabelludo en la región temporal.
Indicaciones: jaqueca de tipo pitta, dolor de ojos, visión borrosa.
Terapia de marma shringataka: estimula el sistema nervioso y calma ojos, orejas, nariz y lengua.
Punción: insertar la aguja horizontalmente hacia la parte posterior a 0,3-0,5 anguli de profundidad. Se puede aplicar el agnikarma.

VB 3
Localización: se encuentra en la depresión justo encima del punto E 7, delante de la oreja, en el borde superior del arco zigomático.
Indicaciones: cefalea de tipo pitta, parálisis facial, sordera, dolor dental.
Punción: insertar la aguja perpendicularmente a 0,3 anguli de profundidad. Están contraindicadas las inserciones profundas. Se puede aplicar el agnikarma.

VB 2
Localización: se encuentra en la depresión inmediatamente anterior a la incisión del intertrigo, justo debajo del punto ID 19.

Indicaciones: vértigo con sensación de caída, infecciones crónicas de oídos, tinnitus, sordera, dolor de oídos, dolor dental, luxación y artritis de la mandíbula, dolor en mejillas, dificultad al masticar, parálisis facial.
Punción: insertar la aguja perpendicularmente a 0,5-0,7 anguli de profundidad. Se puede aplicar el agnikarma.

VB 1*
Forma parte del marma apanga (junto con TD 23)
Localización: se encuentra en la depresión que se halla en el lado externo de la órbita del ojo, en el lateral.
Indicaciones: pérdida progresiva de la visión, visión borrosa, ceguera nocturna, dolor de ojos, fotofobia, tics en los párpados, ojos rojos y lagrimeo, cefalea.
Terapia de marma apanga: reduce el estrés y puede mejorar la visión defectuosa.
Punción: insertar la aguja horizontalmente hacia la parte lateral a 0,2 anguli de profundidad. Se puede aplicar el agnikarma.

Siras del meridiano del bazo (Fig. 27 y 28)

Indicaciones y localización de los puntos del meridiano del bazo (*pliha dhamani*) (B).

B 1
Punto pozo
Elemento asociado: éter
Dosha asociado: vata
Punto relacionado: pozo (aire) del meridiano del estómago
Localización: se encuentra a una distancia de 0,1 anguli posterior al ángulo de la uña, en el lado interno del dedo gordo del pie.
Indicaciones: desórdenes mentales, pesadillas, exceso de sueño, convulsiones, nerviosismo, tristeza, distensión abdominal, vómitos, anorexia, diarrea, plenitud epigástrica, disnea, opresión y calor en el tórax, hemorragia uterina, metrorragia, hematuria, melena (intestina).
Punción: insertar la aguja oblicuamente a 0,1 anguli de profundidad. Se puede aplicar el agnikarma.

B 2
Punto manantial
Elemento asociado: fuego

Dosha asociado: pitta
Punto relacionado: manantial (agua) del meridiano del estómago
Punto de estimulación
Localización: se encuentra en el lado interno del dedo gordo del pie, en la parte anteroinferior de la primera articulación metatarsofalángica.
Indicaciones: nerviosismo debido a la sensación de hambre, enfermedades febriles sin sudor, distensión abdominal, vómitos, diarrea, indigestión, estreñimiento, dolor de estómago, lumbalgia, enfriamiento de las extremidades, edema en las piernas, molestias generalizadas en el cuerpo causadas por la humedad.
Punción: insertar la aguja perpendicularmente a 0,1-0,2 anguli de profundidad. Se puede aplicar el agnikarma.

B 3
Punto arroyo, punto base
Elemento asociado: tierra
Dosha asociado: kapha
Controla los canales que aportan músculo (*mamsavaha srotas*)
Localización: se encuentra en el lado interno del primer metatarsiano, detrás y debajo en la parte posteroinferior de la primera articulación metatarsofalángica del dedo gordo del pie.
Indicaciones: distensión del tórax e hipocondrio, dolor de estómago, indigestión, distensión abdominal, sensación de pesadez en el cuerpo, ausencia de movimiento o reacción (adinamia), disentería, estreñimiento, vómitos, hemorroides, dolores lumbares, diarrea.
Punción: insertar la aguja perpendicularmente a 0,3 anguli de profundidad. Se puede aplicar el agnikarma.

B 4*
Punto puente
Localización: se encuentra a una distancia de una anguli del punto anterior B 3, en la depresión del borde anteroinferior del primer metatarsiano.
Indicaciones: trastornos psiquiátricos, ansiedad, gastralgia, vómitos, borborigmos, dolor abdominal, distensión abdominal, diarrea, disentería, restos de alimentos en las heces, alteraciones menstruales, trastornos ginecológicos diversos.
Punción: insertar la aguja perpendicularmente a una anguli de profundidad. Se puede aplicar el agnikarma.

B 5

Punto río

Elemento asociado: viento/aire

Dosha asociado: vata

Punto de sedación

Forma parte del marma pada kurccha shira (junto con E 42)

Localización: se encuentra en la depresión del borde anteroinferior del maléolo interno.

Indicaciones: alteraciones psíquicas, nerviosismo, bulimia, cefalea, rigidez y dolor en la lengua, dolor en las articulaciones del pie y del tobillo, borborigmos, distensión y dolor abdominal, estreñimiento, diarrea, dolor en las ingles y la cara interna del muslo, dolor inguinoescrotal irradiado al bajo vientre, dolor de rodillas.

Terapia de marma pada kurccha shira: dolor en piernas y espalda, epilepsia.

Punción: insertar la aguja perpendicularmente a 0,2-0,3 anguli de profundidad. Se puede aplicar el agnikarma.

B 6*

Punto marma apana

Punto que controla la energía descendente (*apana vayu*)

Punto de encuentro (yoga) de los meridianos del bazo, del riñón y del hígado en la pierna.

Localización: se encuentra 3 anguli por encima de la punta del maléolo interno, sobre el borde posterior de la tibia.

Indicaciones: insomnio, desórdenes gastrointestinales y genitourinarios, dolor y parálisis en las piernas. Ayuda a que apana elimine por intestino, vejiga y útero.

Punción: insertar la aguja perpendicularmente a una anguli de profundidad. La punción de este punto está contraindicada en el momento del parto. Se puede aplicar el agnikarma.

B 7

Localización: se encuentra 3 anguli por encima de B 6, a un dedo transversal del borde posterior de la tibia.

Indicaciones: entumecimiento de la rodilla y parálisis de la pierna, distensión abdominal.

Punción: insertar la aguja perpendicularmente a 0,2-1 anguli de profundidad. Se puede aplicar el agnikarma.

B 8

Punto hendidura

Localización: se encuentra en la línea que une el punto B 9 y el maléolo interno, 3 anguli por debajo del cóndilo interno de la tibia.

Indicaciones: menstruación irregular y otras alteraciones menstruales (dismenorrea, amenorrea), distensión abdominal, vientre duro, hemorroides, anorexia, disentería, disuria, espermatorrea, edema, hernia inguinal.

Punción: insertar la aguja perpendicularmente a una anguli de profundidad. Se puede aplicar el agnikarma.

B 9*

Punto mar

Elemento asociado: agua

Dosha asociado: kapha

Punto relacionado: mar (tierra) del meridiano del estómago

Localización: se encuentra en la depresión entre el borde posterior de la tibia y los músculos gastrocnemios.

Indicaciones: edema, distensión abdominal, diarrea, disuria, dolor lumbar y en las rodillas, piernas y pies.

Punción: insertar la aguja perpendicularmente a una anguli de profundidad. Se puede aplicar el agnikarma.

B 10*

Forma parte del marma ani (junto con H 9, además de VB 31 y E 33 en la parte externa)

Localización: se encuentra 2 anguli por encima del borde superointerno de la rótula.

Indicaciones: dismenorrea, amenorrea, menstruación irregular, hemorragia uterina, dolor en rodilla y parte interna del muslo, urticaria, eczema, erisipela, psoriasis, herpes zóster, dolor, prurito y llagas en los genitales externos.

Terapia de marma ani: controla el tono muscular.

Punción: insertar la aguja perpendicularmente a una anguli de profundidad. Se puede aplicar el agnikarma.

B 11

Localización: se encuentra 6 anguli por encima del punto B 10.

Indicaciones: dolor y edema en la región inguinal, enuresis y retención de orina.

Punción: insertar la aguja perpendicularmente a 0,5 anguli de profundidad. La inserción profunda está contraindicada. Se puede aplicar el agnikarma.

B 12

Localización: se encuentra a una distancia de 3,5 anguli lateral del punto VC 2.
Indicaciones: dolor abdominal, frío y plenitud abdominal, retención de orina, endometriosis, hernia umbilical.
Punción: insertar la aguja perpendicularmente a 0,5-1 anguli de profundidad con precaución, ya que se encuentra entre el nervio y la arteria femoral. Se puede aplicar el agnikarma.

B 13

Localización: se encuentra a una distancia de 4 anguli lateral del meridiano de VC y 0,7 anguli por encima del punto B 12.
Indicaciones: inflamación del hipogastrio, dolor abdominal, hernia.
Punción: insertar la aguja perpendicularmente a 0,7-1 anguli de profundidad. Se puede aplicar el agnikarma.

B 14

Localización: se encuentra 3 anguli por encima del punto B 13.
Indicaciones: diarrea, dolor alrededor del ombligo.
Punción: insertar la aguja perpendicularmente a 0,5-1 anguli de profundidad. Se puede aplicar el agnikarma.

B 15*

Localización: se encuentra justo debajo del pezón a 4 anguli lateral del ombligo.
Indicaciones: sensación de vacío y frío en el vientre (vata), disentería, estreñimiento, indigestión, dolor y frío abdominal.
Punción: insertar la aguja perpendicularmente a 0,5-1 anguli de profundidad. Se puede aplicar el agnikarma.

B 16

Localización: se encuentra 3 anguli encima del punto B 15.
Indicaciones: desórdenes abdominales, incluyendo estreñimiento, indigestión y disentería.
Punción: insertar la aguja perpendicularmente a 0,5-1 anguli de profundidad. Se puede aplicar el agnikarma.

B 17

Forma parte del marma stanamula (junto con E 17, E 18 y R 22)
Localización: se encuentra en el quinto espacio intercostal, a 2 anguli lateral de la línea mamaria.

Indicaciones: dolor y presión en el pecho y en la región del hipocondrio.
Terapia de marma stanamula: útil contra las tos y la apnea.
Punción: insertar la aguja oblicuamente a 0,3-0,5 anguli de profundidad. Se puede aplicar el agnikarma.

B 18

Localización: se encuentra en el cuarto espacio intercostal, a 6 anguli lateral del meridiano VC, a nivel del pezón.
Indicaciones: hipogalactia, tos, dolor y presión en el pecho, mastitis.
Punción: insertar la aguja oblicuamente a 0,4-0,5 anguli de profundidad. Se puede aplicar el agnikarma pero no más de diez minutos.

B 19

Punto marma apastambha
Localización: se encuentra una costilla encima del punto B 18, en el tercer espacio intercostal, a 6 anguli lateral del meridiano de VC.
Indicaciones: dolor y presión en el pecho y sensación de hartazgo y dolor en la región del hipocondrio, asma, tos, dispepsia.
Terapia de marma apastambha: asma, tos, dispepsia.
Punción: insertar la aguja oblicuamente a 0,4-0,5 anguli de profundidad. Se puede aplicar el agnikarma.

B 20

Punto marma stanarohita
Localización: se encuentra en el segundo espacio intercostal, a 6 anguli lateral del meridiano de VC.
Indicaciones: dolor y presión en el pecho, dolor en la región del hipocondrio, sensación de hartazgo.
Terapia de marma stanarohita: seda los brazos.
Punción: insertar la aguja oblicuamente a 0,4-0,5 anguli de profundidad. Se puede aplicar el agnikarma.

B 21

Punto puente
Localización: se encuentra en el centro entre la axila y el extremo de la undécima costilla, 6 anguli por debajo de la axila.
Indicaciones: dolor en todo el cuerpo y debilidad de las extremidades (astenia), dolor en el pecho y la región del hipocondrio, asma.

Punción: insertar la aguja oblicuamente a 0,3-0,5 anguli de profundidad. Se puede aplicar el agnikarma.

Siras del meridiano del estómago (Fig. 28, 31 y 33)

Indicaciones y localización de los puntos del meridiano del estómago (*amashaya dhamani*) (E).

E 45
Punto pozo
Elemento asociado: viento/aire
Dosha asociado: vata
Punto relacionado: pozo (éter) del meridiano del bazo
Punto de sedación

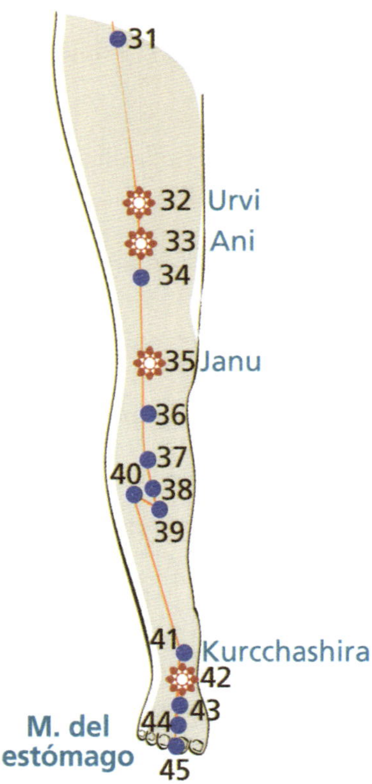

Figura 33

Localización: se encuentra a una distancia de 0,1 anguli posterior del lado externo del segundo dedo del pie.
Indicaciones: trastornos mentales, pesadillas, enfermedades febriles, edema facial, desviación de la boca, epistaxis, sensación de opresión en el pecho y distensión abdominal, sensación de frío en piernas y pies.
Punción: insertar la aguja oblicuamente a 0,1 anguli de profundidad. Se puede aplicar el agnikarma.

E 44*
Punto manantial
Elemento asociado: agua
Dosha asociado: pitta
Punto relacionado: manantial (fuego) del meridiano del bazo.
Localización: se encuentra en la depresión distal y lateral del segundo dedo del pie.
Indicaciones: agitación mental, enfermedades febriles, dolor dental, desviación de la boca, epistaxis, sensación de opresión en el

pecho, dolor y distensión abdominales, diarrea, disentería, dolor y edema en el dorso del pie.
Punción: insertar la aguja perpendicularmente a 0,3-0,5 anguli de profundidad. Se puede aplicar el agnikarma.

E 43*
Punto arroyo
Elemento asociado: éter
Dosha asociado: vata
Localización: se encuentra en la depresión entre el segundo y el tercer hueso metatarsiano del segundo dedo del pie.
Indicaciones: edema facial y del dorso del pie o general.
Punción: insertar la aguja perpendicularmente a 0,5-0,7 anguli de profundidad. Se puede aplicar el agnikarma.

E 42*
Punto base
Forma parte del marma pada kurccha shira (junto con B 5)
Localización: se encuentra a una distancia de 1,3 anguli distal de E 41, en la depresión en la parte más alta del dorso del pie.
Indicaciones: inflamación, edema y trastornos en el dorso del pie.
Terapia de marma pada kurccha shira: dolor en piernas y espalda, epilepsia.
Punción: insertar la aguja perpendicularmente a 0,3 anguli de profundidad evitando la arteria. Se puede aplicar el agnikarma.

E 41*
Punto río
Elemento asociado: fuego
Dosha asociado: pitta
Punto de tonificación
Localización: se encuentra en la cara anterior de la articulación del pie, en una depresión situada entre el tendón del extensor del dedo gordo y el extensor común de los dedos del pie.
Indicaciones: trastornos mentales de tipo depresivo, trastornos motores, dolor y parálisis de las extremidades inferiores, cefalea, mareo, vértigo.
Punción: insertar la aguja perpendicularmente a 0,5-0,7 anguli de profundidad. Se puede aplicar el agnikarma.

E 40*

Punto puente

Localización: se encuentra a una distancia de un dedo lateral hacia afuera de E 38, sobre el borde del tibial anterior.

Indicaciones: trastornos mentales y epilepsia, dolor precordial, tos, asma, esputo profuso.

Punción: insertar la aguja perpendicularmente a 0,5-1 anguli de profundidad. Se puede aplicar el agnikarma.

E 39*

Punto mar

Localización: se encuentra a una distancia de 3 anguli por debajo de E 37.

Indicaciones: dolor en la región lumbar y la espalda, dolor hipogástrico, calor en el estómago.

Punción: insertar la aguja perpendicularmente a 0,5-1 anguli de profundidad. Se puede aplicar el agnikarma.

E 38*

Localización: se encuentra a una distancia de 5 anguli por debajo de E 36.

Indicaciones: dolor y parálisis en las piernas, dolor en los hombros.

Punción: insertar la aguja perpendicularmente a 0,5-1 anguli de profundidad. Se puede aplicar el agnikarma.

E 37*

Punto mar inferior del intestino grueso

Localización: se encuentra a una distancia de un dedo transversal hacia fuera del borde anterior de la tibia, 6 anguli por debajo de E 35.

Indicaciones: dolor y distensión de abdomen (intestino grueso), disentería, borborigmos, diarrea, apendicitis.

Punción: insertar la aguja perpendicularmente a 0,5-1,3 anguli de profundidad. Se puede aplicar el agnikarma.

E 36*

Punto mar

Elemento asociado: tierra

Dosha asociado: kapha

Punto relacionado: mar (agua) del meridiano del bazo.

Punto que controla kledaka kapha y el agua que da soporte (*avalambaka kapha*).

Localización: se encuentra a una distancia de un dedo transversal hacia afuera del borde anterior de la tibia y 3 anguli por debajo de E 35.
Indicaciones: trastornos mentales, palpitaciones y nerviosismo por debilidad física (*prana vata*), dolor de garganta, fiebre, dolor de estómago, vómitos, náuseas, dolor abdominal, distensión abdominal.
Punción: insertar la aguja perpendicularmente a 0,5-1,3 anguli de profundidad. Se puede aplicar el agnikarma.

E 35*
Forma parte del marma janu (junto con V 40 y VB 34)
Localización: se encuentra en la cara anteroexterna de la articulación de la rodilla, en la depresión externa del ligamento rotuliano.
Indicaciones: dolor, entumecimiento y trastornos motores de la articulación de la rodilla.
Terapia de marma janu: trata el dolor de las piernas y parte inferior de la espalda, incluyendo la articulación de la cadera.
Punción: insertar la aguja oblicuamente a 0,7-1 anguli de profundidad; la punta de la aguja se dirige ligeramente hacia el lado interno. Se puede aplicar el agnikarma.

E 34*
Punto hendidura
Localización: se encuentra 2 anguli por encima del borde superoexterno de la rótula.
Indicaciones: dolor y edema en la articulación de la rodilla, dolor de estómago e intestinos.
Punción: insertar la aguja perpendicularmente a 0,5-1 anguli de profundidad. Se puede aplicar el agnikarma.

E 33
Forma parte de marma ani (junto con VB 31, además de H 9 y B 10 en la parte interna)
Localización: se encuentra 3 anguli por encima del borde superoexterno de la rótula.
Indicaciones: dolor y trastornos motores de las piernas, entumecimiento.
Terapia de marma ani: controla el tono muscular.
Punción: insertar la aguja perpendicularmente a 0,7-1 anguli de profundidad. Se puede aplicar el agnikarma.

E 32*

Forma parte de marma urvi (junto con V 37)

Localización: se encuentra en la cara anterior del muslo, 6 anguli por encima del borde superoexterno de la rótula.

Indicaciones: parálisis, dolor y trastornos motores de las piernas, sensación de frío en las rodillas, dolor en las regiones lumbar e ilíaca.

Terapia de marma urvi: estimula los canales por donde circula el agua (*ambhuvaha srotas*), disminuye la retención de orina y la hinchazón y el dolor en el área inguinal.

Punción: insertar la aguja perpendicularmente a 1-1,5 anguli de profundidad. Se puede aplicar el agnikarma.

E 31*

Localización: se encuentra en la depresión de la parte lateral del músculo sartorio, cuando el muslo se flexiona justo por debajo de la línea de la espina ilíaca anterosuperior.

Indicaciones: entumecimiento y dolor en las piernas, dolor o parálisis de la cadera y del muslo, contractura que impide la flexo-extensión de la cadera, dolor en las lumbares y frío en las rodillas, atrofia muscular.

Punción: insertar la aguja perpendicularmente a 1-1,5 anguli de profundidad. Se puede aplicar el agnikarma.

E 30

Localización: se encuentra a una distancia de 2 anguli hacia fuera de VC 2 y a 5 anguli por debajo del ombligo.

Funciones: armoniza el estómago, favorece las funciones del riñón, activa prana.

Punción: insertar la aguja perpendicularmente a 0,5-1 anguli de profundidad. Se puede aplicar el agnikarma.

E 29*

Localización: se encuentra a una distancia de 2 anguli hacia fuera del punto VC 3 y 4 anguli por debajo del ombligo.

Indicaciones: prolapso del útero, amenorrea, leucorrea, dolor abdominal, hernia, orquitis.

Punción: insertar la aguja perpendicularmente a 0,7-1,2 anguli de profundidad. Se puede aplicar el agnikarma.

E 28

Localización: se encuentra a una distancia de 2 anguli hacia fuera del punto VC 4 y 3 anguli por debajo del ombligo.

Indicaciones: dolor y distensión del vientre (desequilibrio vata), hernia, retención de orina, edema, frío en la vejiga, micción difícil, lumbalgias relacionadas con la menstruación, rigidez del raquis.

Punción: insertar la aguja perpendicularmente a 0,7-1,2 anguli de profundidad. Se puede aplicar el agnikarma.

E 27

Localización: se encuentra a una distancia de 2 anguli hacia fuera del punto VC 5 y 2 anguli por debajo del ombligo.

Indicaciones: disuria, hernia, emisión seminal, eyaculación precoz y distensión del abdomen inferior.

Punción: insertar la aguja perpendicularmente a 0,7-1,2 anguli de profundidad. Se puede aplicar el agnikarma.

E 26

Localización: se encuentra a una distancia de 2 anguli hacia fuera del punto VC 7 y una anguli por debajo del ombligo.

Indicaciones: hernia y dolor abdominal.

Punción: insertar la aguja perpendicularmente a 0,7-1,2 anguli de profundidad. Se puede aplicar el agnikarma.

E 25*

Punto frontal de alarma del intestino grueso y de los canales del aparato excretor (*purishavaha srotas*)

Localización: se encuentra a una distancia de 2 anguli hacia fuera del centro del ombligo.

Indicaciones: leucorrea, menstruación irregular, esterilidad, gastroenteritis crónica y aguda, dolor abdominal, borborigmos, distensión abdominal.

Punción: insertar la aguja perpendicularmente a 0,7-1,2 anguli de profundidad. Se puede aplicar el agnikarma.

E 24

Localización: se encuentra a una distancia de 2 anguli hacia fuera de VC 9 y una anguli por encima del ombligo.

Indicaciones: dolor de estómago, vómitos.

Punción: insertar la aguja perpendicularmente a 0,7-1 anguli de profundidad. Se puede aplicar el agnikarma.

E 23

Localización: se encuentra a 2 anguli de VC 10 y 2 anguli por encima del ombligo.
Indicaciones: trastornos mentales, agitación e irritabilidad, indigestión, dolor de estómago.
Punción: insertar la aguja perpendicularmente a 0,7-1 anguli de profundidad. Se puede aplicar el agnikarma.

E 22

Localización: se encuentra a 2 anguli de VC 11 y 3 anguli por encima del ombligo.
Indicaciones: anorexia, edema, distensión y dolor abdominal, borborigmos, diarrea.
Punción: insertar la aguja perpendicularmente a 0,7-1 anguli de profundidad. Se puede aplicar el agnikarma.

E 21*

Localización: se encuentra a 2 anguli de VC 12 y 4 anguli encima del ombligo.
Indicaciones: anorexia, dolor de estómago, bloqueo doloroso como una sensación de pelota en el epigastrio, vómitos, indigestión, eructos, diarrea.
Punción: insertar la aguja perpendicularmente a 0,7-1 anguli de profundidad. Se puede aplicar el agnikarma.

E 20

Localización: se encuentra a una distancia de 2 anguli hacia fuera de VC 13 y 5 anguli por encima del ombligo.
Indicaciones: anorexia, vómitos, dolor de estómago, distensión abdominal.
Punción: insertar la aguja perpendicularmente a 0,5-1 anguli de profundidad. Se puede aplicar el agnikarma.

E 19

Localización: se encuentra a una distancia de 2 anguli lateral del punto VC 14 y 6 anguli por encima del ombligo.
Indicaciones: anorexia, gastralgia, vómitos, distensión abdominal.
Punción: insertar la aguja perpendicularmente a 0,5-0,7 anguli de profundidad. Se puede aplicar el agnikarma.

E 18*

Forma parte del marma stanamula (junto con B 17, E 17 y R 22)
Localización: se encuentra una costilla debajo de la tetilla, en el quinto espacio intercostal.
Indicaciones: tos, disnea, asma, mastitis, hipogalactia, constricción esofágica con dificultad de deglución, opresión y dolor en el pecho, regurgitación, arcadas.
Terapia de marma stanamula: útil contra la tos y la apnea.
Punción: insertar la aguja oblicuamente a 0,3 anguli de profundidad. Se puede aplicar el agnikarma.

E 17

Forma parte del marma stanamula (junto con B 17, E 18 y R 22)
Localización: se encuentra en el centro de la tetilla.
Nota: este punto no debe punzarse.
Terapia de marma stanamula: útil contra la tos y la apnea.

E 16

Localización: se encuentra sobre la línea mamaria, en el tercer espacio intercostal.
Indicaciones: mastitis, sensación de opresión y dolor en el pecho, tos, asma.
Punción: insertar la aguja oblicuamente a 0,3 anguli de profundidad. Se puede aplicar el agnikarma.

E 15

Localización: se encuentra sobre la línea mamaria, en el segundo espacio intercostal.
Indicaciones: mastitis, sensación de opresión y dolor en el pecho, tos, asma.
Punción: insertar la aguja oblicuamente a 0,3 anguli de profundidad. Se puede aplicar el agnikarma.

E 14

Localización: se encuentra sobre la línea mamaria, en el primer espacio intercostal.
Indicaciones: distensión y dolor en la región del hipocondrio, tos, sensación de opresión y dolor en el pecho.
Punción: insertar la aguja oblicuamente a 0,3 anguli de profundidad. Se puede aplicar el agnikarma.

E 13

Localización: se encuentra sobre la línea mamaria, en el borde inferior de la parte media de la clavícula.
Indicaciones: sensación de opresión en el pecho, tos, asma.
Punción: insertar la aguja perpendicularmente a 0,3 anguli de profundidad. Se puede aplicar el agnikarma.

E 12

Localización: se encuentra a una distancia de 4 anguli lateral del VC, en el punto medio de la fosa supraclavicular.
Indicaciones: dolor en la fosa supraclavicular, dolor e inflamación de garganta, tos, asma.
Punción: insertar la aguja perpendicularmente a 0,3 - 0,5 anguli de profundidad, evitando la arteria. Está contraindicado insertar la aguja profundamente. Se puede aplicar el agnikarma.

E 11

Localización: se encuentra en el borde superior de la extremidad interna de la clavícula.
Indicaciones: asma, inflamación y dolor de garganta.
Punción: insertar la aguja perpendicularmente a 0,3 - 0,4 anguli de profundidad. Se puede aplicar el agnikarma.

E 10

Localización: se encuentra una anguli por debajo de E 9.
Indicaciones: asma, inflamación y dolor de garganta.
Punción: insertar la aguja perpendicularmente a 0,3 - 0,4 anguli de profundidad. Se puede aplicar el agnikarma.

E 9

Forma parte del marma nila (junto con IG 18)
Localización: se encuentra justo en un lado de la arteria carótida, a nivel del hueso hioides (nuez de Adán).
Indicaciones: asma, mareo, rubor facial y dolor e inflamación de garganta.
Terapia de marma nila: útil para equilibrar el sentido del tiempo y tratar la afonía y la pérdida de sabor. «Controla bhrajaka pitta, la tiroides y el cerebro».[71]
Punción: insertar la aguja perpendicularmente a 0,3 - 0,5 anguli de profundidad, sin pinchar la arteria.

E 8*

Punto que controla los canales por donde circula la sangre (*raktavaha srotas*) y los canales del esqueleto (*asthivaha srotas*)

Forma parte del marma shringataka (junto con V 4 y VB 4)

Localización: se encuentra a una distancia de 4,5 anguli lateral de VC 24 y 0,5 anguli por encima del ángulo frontal, a nivel del borde del nacimiento del pelo.

Indicaciones: cefalea por frío o calor, vértigo, dolor oftálmico con lagrimeo, lagrimeo causado por el viento, tics en los párpados, vista borrosa.

Terapia de marma shringataka: estimula el sistema nervioso y calma ojos, orejas, nariz y lengua.

Punción: insertar la aguja horizontalmente a 0,5-1 anguli de profundidad, a lo largo del cuero cabelludo, con la punta de la aguja en dirección hacia abajo.

E 7*

Localización: se encuentra en la depresión justo encima de E 6, inferior al borde del arco cigomático y anterior al cóndilo de la mandíbula. Este punto debe ser localizado cuando el paciente tiene la boca cerrada.

Indicaciones: trastornos motores de la mandíbula, luxación de la articulación temporomaxilar, otitis, sordera, zumbidos y ruidos en los oídos, otorrea, parálisis facial, dolor dental, inflamación en las encías, temor al viento frío y a no poder masticar.

Punción: insertar la aguja perpendicularmente a 0,3 - 0,5 anguli de profundidad. Se puede aplicar el agnikarma.

E 6*

Localización: con los dientes apretados, se encuentra en el punto más prominente del músculo masetero. Desde el ángulo inferior de la mandíbula, por encima y hacia delante de este, la distancia es del ancho de un dedo.

Indicaciones: dolor dental, edema en la mejilla, parálisis facial, trismos, dolor y rigidez en la nuca, parotiditis, temor al viento frío.

Punción: insertar la aguja perpendicularmente a 0,3 - 0,5 anguli de profundidad u oblicuamente hacia el punto E 4. Se puede aplicar el agnikarma.

E 5*

Localización: se encuentra en el borde más anterior del músculo masetero, 1,3 anguli anterior al ángulo de la mandíbula.

Indicaciones: dolor dental, edema de la mejilla, desviación de la boca, trismos.

Punción: insertar la aguja oblicuamente a 0,3 anguli de profundidad, con la punta de la aguja hacia el punto E 6; no debe pincharse la arteria. Se puede aplicar el agnikarma.

E 4*

Localización: se encuentra a una distancia de 0,4 anguli lateral al ángulo de la boca.
Indicaciones: parálisis facial, desviación de la boca, sialorrea, tics en los párpados, dolor facial.
Punción: insertar la aguja oblicuamente a 0,5 - 1 anguli de profundidad con la punta de la aguja hacia E 6. Se puede aplicar el agnikarma.

E 3*

Localización: se encuentra justo debajo de las pupilas y de E 2, a nivel del borde inferior de las alas nasales.
Indicaciones: edema de los labios y la mejilla, dolor dental, parálisis facial, tics en los párpados.
Punción: insertar la aguja perpendicularmente a 0,3 - 0,4 anguli de profundidad. Se puede aplicar el agnikarma.

E 2*

Localización: se encuentra a una distancia de 0,7 anguli inferior a E 1, en la depresión donde se halla el agujero infraorbitario.
Indicaciones: miopía, tics en los párpados, dolor facial, inflamación y dolor de ojos, parálisis facial.
Punción: insertar la aguja perpendicularmente a 0,2 - 0,3 anguli de profundidad. Está totalmente contraindicada la inserción profunda.

E 1*

Localización: se encuentra a una distancia de 0,7 anguli por debajo de la pupila, en el punto medio entre el borde infraorbitario y el globo ocular.
Indicaciones: miopía, conjuntivitis, enrojecimiento ocular, tics en el párpado, parálisis facial, lagrimeo frente al viento, nistagmos, ceguera nocturna.
Punción: insertar la aguja perpendicularmente a 0,3 - 0,7 anguli de profundidad a lo largo del borde infraorbitario, sin rotar la aguja.

Siras del vaso concepción (Figuras 28 y 31)

Indicaciones y localización de los puntos del meridiano vaso concepción (*artava nadi o janma nadi*) (VC).

Los srotas también reflejan sus condiciones en los puntos del meridiano vaso concepción, además de los doce órganos del cuerpo. Gracias a esto y realizando el tratamiento de acupuntura se pueden tratar problemas en los srotas.

VC 1*

Parte del marma guda

Chakra base (*muladhara*) junto con VG 1

Localización: se encuentra en el espacio situado entre el ano y los órganos de generación, en el centro del perineo. En la misma zona en que se ubica el chakra base

Indicaciones: desórdenes mentales, dolor y edema en ano, prurito vulvar, menstruación irregular, enuresis, espermatorrea.

Terapia de marma guda: controla la defecación y las flatulencias; estimula las funciones urogenitales; permite tratar problemas con los orines y la menstruación. Es también el punto local que controla la energía descendente (*apana vayu*) del torso.

Punción: insertar la aguja perpendicularmente a 0,5 anguli de profundidad máxima. Se puede aplicar el agnikarma.

VC 2*

Punto que controla la energía descendente (*apana vayu*) y los canales que aportan grasa (*medavaha srotas*) y tejido reproductor (*shukravaha srotas*)

Localización: se encuentra en la parte anterior del cuerpo, justo encima de la sínfisis del pubis.

Indicaciones: impotencia, leucorrea, hernia y retención de orina.

Punción: insertar la aguja perpendicularmente a una anguli de profundidad máxima. Se puede aplicar el agnikarma.

VC 3*

Punto de los canales por donde circula la orina (*mutravaha srotas*) anterior a la vejiga de la orina

Punto que controla los canales por donde circula el agua (*ambhuvaha srotas*)

Forma parte del marma basti (junto con VC 4, 5 y 6)

Localización: se encuentra en la parte anterior del cuerpo, justo 4 anguli por debajo del ombligo.
Indicaciones: leucorrea, menstruación irregular, hernia y retención de orina, caída del útero.
Terapia de marma basti: enfermedades del aparato genitourinario. El tratamiento de este marma ayuda a estimular kapha.
Punción: insertar la aguja perpendicularmente a menos de una anguli de profundidad máxima. Se puede aplicar el agnikarma.

VC 4*

Punto anterior de los canales por donde circula el flujo menstrual (*artavaha srotas*) y del intestino delgado
Forma parte del marma basti (junto con VC 3, 5 y 6)
Localización: se encuentra a 3 anguli de la parte inferior del ombligo, en la parte anterior del cuerpo.
Indicaciones: leucorrea, dismenorrea, hernia y retención de orina.
Terapia de marma basti: enfermedades del aparato genitourinario. El tratamiento de este marma ayuda a estimular a kapha.
Punción: insertar la aguja perpendicularmente a una anguli de máximo de profundidad. Se puede aplicar el agnikarma.

VC 5*

Punto anterior de los canales que aportan tejido reproductor (*shukravaha srotas*) y del meridiano del tridosha
Forma parte del marma basti (junto con VC 3, 4 y 6)
Localización: se encuentra justo 2 anguli bajo el ombligo, en la parte anterior del cuerpo.
Indicaciones: leucorrea, amenorrea, hernia, edema y retención de orina.
Terapia de marma basti: enfermedades del aparato genitourinario. El tratamiento de este marma ayuda a estimular a kapha.
Punción: insertar la aguja perpendicularmente a una anguli de profundidad máxima. Se puede aplicar el agnikarma.

VC 6*

Marma basti (junto con VC 3, 4 y 5)
Chakra sexual
Localización: se encuentra 1,5 anguli por debajo del ombligo, en la parte anterior del cuerpo.

Indicaciones: impotencia, leucorrea, hernia, edema y retención de orina, deficiencia de ojas, estreñimiento, diarrea.
Terapia de marma basti: enfermedades del aparato genitourinario. El tratamiento de este marma ayuda a estimular kapha.
Punción: insertar la aguja perpendicularmente a una anguli de profundidad máxima. Se puede aplicar el agnikarma.

VC 7
Localización: se encuentra una anguli por debajo del ombligo, en la parte anterior del cuerpo.
Indicaciones: leucorrea, hernia, edema y retención de orina, estreñimiento, diarrea.
Punción: insertar la aguja perpendicularmente a una anguli de profundidad máxima.

VC 8
Marma ombligo (*nabhi*)
Chakra umbilical
Punto que controla el fuego que digiere (*pachaka pitta*)
Localización: se encuentra en el ombligo.
Indicaciones: caída del recto, diarrea, dolores y ruidos en abdomen.
Punción: está contraindicado punzar este punto, sin embargo se puede aplicar el agnikarma.

VC 9*
Localización: se encuentra justo una anguli por encima del ombligo, en la parte anterior del cuerpo.
Indicaciones: edema, dolores y ruidos en abdomen, micción difícil, acumulación de líquidos, humedad de tipo kapha.
Punción: insertar la aguja perpendicularmente a una anguli de profundidad máxima. Se puede aplicar el agnikarma.

VC 10
Localización: se encuentra 2 anguli por encima del ombligo en la parte anterior del cuerpo.
Indicaciones: vómitos, disentería y dolores y ruidos en el abdomen.
Punción: insertar la aguja perpendicularmente a una anguli de profundidad máxima. Se puede aplicar el agnikarma.

VC 11

Localización: se encuentra 3 anguli por encima del ombligo en la parte anterior del cuerpo.
Indicaciones: edema, anorexia y dolores abdominales.
Punción: insertar la aguja perpendicularmente a una anguli de profundidad máxima. Se puede aplicar el agnikarma.

VC 12*

Punto anterior de los canales por donde circula el alimento (*annavaha srotas*) y del estómago
Punto que controla a kledaka kapha
Localización: se encuentra 4 anguli por encima del ombligo en la parte anterior del cuerpo.
Indicaciones: vómitos, disentería y distensión abdominal, exceso de kapha.
Punción: insertar la aguja perpendicularmente 1,5 anguli de profundidad máxima. Se puede aplicar el agnikarma.

VC 13

Localización: se encuentra 5 anguli por encima del ombligo en la parte anterior del cuerpo.
Indicaciones: vómitos, epilepsia, diarrea y distensión abdominal.
Punción: insertar la aguja perpendicularmente a una anguli máxima de profundidad. Se puede aplicar el agnikarma.

VC 14*

Punto anterior de los canales por donde circula prana (*pranavaha srotas*) y del corazón
Localización: se encuentra 6 anguli por encima del ombligo en la parte anterior del cuerpo.
Indicaciones: trastornos mentales como epilepsia, vómitos, náuseas, dolor en la región cardiaca.
Punción: insertar la aguja perpendicularmente a menos de una anguli de profundidad máxima. Se puede aplicar el agnikarma.

VC 15

Localización: se encuentra 7 anguli por encima del ombligo en la parte anterior del cuerpo o justo debajo del proceso xifoides del esternón.
Indicaciones: trastornos mentales como epilepsia, dolor en la región cardiaca.

Punción: insertar la aguja oblicua y superficialmente hacia abajo a 0,4 anguli de profundidad.

VC 16

Localización: se encuentra a nivel del quinto espacio intercostal, en la parte anterior del cuerpo, directamente en el esternón.
Indicaciones: deglución difícil.
Punción: insertar la aguja horizontalmente y hacia abajo a 0,5 anguli de profundidad máxima. Se puede aplicar el agnikarma.

VC 17*

Punto anterior de los canales por donde circula el plasma (*rasavaha srotas*) y del pericardio
Marma hridaya
Chakra corazón
Punto que controla el flujo pránico centrífugo (*vyana vayu*), sadhaka pitta y los canales por donde circula la sangre (*raktavaha srotas*) y la leche (*stanyavaha srotas*)
Localización: se encuentra a nivel del cuarto espacio intercostal y de los pezones, en la parte anterior del cuerpo, directamente en el esternón.
Indicaciones: problemas de lactancia, asma y dolor en pecho. Controla el flujo pránico centrífugo (*vyana vayu*), enfermedad de mama, hipogalactia, mastitis.
Terapia de marma hridaya: facilita el equilibrio en la circulación y la respiración; equilibra sattva, rajas y tamas por ser su sede; afecta a sadhaka pitta, que no permite distinguir entre fantasía y realidad cuando está viciado. Permite tratar el órgano del pericardio.
Punción: insertar la aguja horizontalmente y hacia abajo a 0,5 anguli de profundidad máxima. Se puede aplicar el agnikarma.

VC 18

Localización: se encuentra a nivel del tercer espacio intercostal, en la parte anterior del cuerpo, directamente en el esternón.
Indicaciones: dolores en pecho, asma y tos.
Punción: insertar la aguja horizontalmente y hacia abajo a 0,5 anguli de profundidad máxima. Se puede aplicar el agnikarma.

VC 19

Localización: se encuentra a nivel del segundo espacio intercostal, en la parte anterior del cuerpo, directamente en el esternón.

Indicaciones: dolores en pecho, asma y tos.
Punción: insertar la aguja horizontalmente y hacia abajo a 0,5 anguli de profundidad máxima. Se puede aplicar el agnikarma.

VC 20
Localización: se encuentra a nivel del primer espacio intercostal, en la parte anterior del cuerpo, directamente en el esternón.
Indicaciones: dolores en pecho, asma y tos.
Punción: insertar la aguja horizontalmente a 0,5 anguli de máximo de profundidad. Se puede aplicar el agnikarma.

VC 21
Localización: se encuentra en la parte anterior del cuerpo, directamente en el esternón, entre VC 21 y el final del esternón.
Indicaciones: dolores en pecho, asma y tos.
Punción: insertar la aguja horizontalmente y hacia abajo a 0,5 anguli de profundidad máxima. Se puede aplicar el agnikarma.

VC 22*
Localización: se encuentra en la parte anterior del cuerpo, justo encima del esternón, en el centro de la fosa supraesternal.
Indicaciones: dolores de garganta, asma y tos; equilibra el sentido del tiempo; permite tratar la afonía y la pérdida de sabor.
Punción: insertar la aguja horizontalmente y hacia abajo a 0,5 anguli de profundidad máxima. Se puede aplicar el agnikarma.

VC 23*
Marma nila
Chakra laríngeo
Localización: se encuentra en la parte anterior del cuerpo, en la depresión justo encima de la nuez de Adán.
Indicaciones: problemas en la lengua, deglución difícil y pérdida de voz.
Terapia de marma nila: permite equilibrar el sentido del tiempo y tratar la afonía y la pérdida de sabor. Controla los canales del sistema nervioso (*majjavaha srotas*).
Punción: insertar la aguja perpendicularmente y hacia arriba una anguli de profundidad máxima.

VC 24*

Localización: se encuentra en la parte anterior del cuerpo, en la depresión justo en el centro entre el labio inferior y el mentón.
Indicaciones: problemas en la lengua, deglución difícil y pérdida de la voz, trastornos mentales, rigidez en la nuca.
Punción: insertar la aguja perpendicularmente y hacia arriba, 0,5 anguli de profundidad máxima. Se puede aplicar el agnikarma.

Siras del vaso gobernador o ministro (Figuras 30 y 31)

Indicaciones y localización de los puntos del vaso gobernador o ministro (*shukra nadi* o *amatya nadi*) (VG).

VG 1*

Forma parte del marma guda
Chakra base
Punto local que controla la energía descendente (*apana vayu*) del torso
Localización: se encuentra entre el extremo del coxis y el ano. Se relaciona con el primer chakra.
Indicaciones: estreñimiento, diarrea, hemorroides, dolor en la parte inferior de la espalda, caída del recto.
Terapia de marma guda: controla la defecación y las flatulencias; estimula las funciones urogenitales.
Punción: insertar la aguja perpendicularmente no más de una anguli de profundidad. Se puede aplicar el agnikarma.

VG 2*

Forma parte del marma guda
Chakra base
Punto local que controla la energía descendente (*apana vayu*) del torso
Localización: se encuentra en el hueco del sacro.
Indicaciones: dolor y poco movimiento en la parte inferior de la espalda, hemorroides, epilepsia.
Terapia de marma guda: controla la defecación y las flatulencias; estimula las funciones urogenitales.
Punción: insertar la aguja oblicua y superficialmente hacia arriba a 0,5 anguli de profundidad. Se puede aplicar el agnikarma.

VG 3*

Chakra sexual, punto posterior

Localización: se encuentra en el punto final de la apófisis espinosa de la cuarta vértebra lumbar.

Indicaciones: emisión seminal, menstruación irregular, impotencia, dolor y poco movimiento en la parte inferior de la espalda.

Punción: insertar la aguja perpendicularmente a una anguli de profundidad máxima. Se puede aplicar el agnikarma.

VG 4*

Localización: se encuentra en el punto final de la apófisis espinosa de la segunda vértebra lumbar.

Indicaciones: diarrea, emisión seminal, impotencia, rigidez en la espalda, desórdenes propios de la mujer como prolapso de útero, leucorrea.

Punción: insertar la aguja perpendicularmente a una anguli de profundidad máxima. Se puede aplicar el agnikarma.

VG 5

Localización: se encuentra en el punto final de la apófisis espinosa de la primera vértebra lumbar.

Indicaciones: epilepsia, restricción de movimiento y dolor de espalda, diarrea.

Punción: insertar la aguja perpendicularmente a una anguli de profundidad máxima. Se puede aplicar el agnikarma.

VG 6*

Chakra umbilical, punto posterior

Localización: se encuentra en el punto final de la apófisis espinosa de la undécima vértebra torácica.

Indicaciones: hemorroides, epilepsia; relaja los músculos de la zona.

Punción: insertar la aguja perpendicularmente a una anguli de profundidad máxima.

VG 7

Localización: se encuentra en el punto final de la apófisis espinosa de la décima vértebra torácica.

Indicaciones: restricción de movimiento y dolor de espalda.

Punción: insertar la aguja perpendicularmente a una anguli de profundidad máxima. Se puede aplicar el agnikarma.

VG 8

Localización: se encuentra en el punto final de la apófisis espinosa de la novena vértebra torácica.

Indicaciones: restricción de movimiento en espalda, dolor en abdomen, epilepsia.

Punción: insertar la aguja perpendicularmente a una anguli de profundidad máxima. Se puede aplicar el agnikarma.

VG 9

Localización: se encuentra en el punto final de la apófisis espinosa de la séptima vértebra torácica.

Indicaciones: restricción de movimiento y dolor de espalda; asma, tos.

Punción: insertar la aguja oblicuamente y superficial hacia arriba a una anguli de profundidad máxima. Se puede aplicar el agnikarma.

VG 10*

Chakra corazón, punto posterior

Localización: se encuentra en el punto final de la apófisis espinosa de la sexta vértebra torácica.

Indicaciones: restricción de movimiento y dolor de espalda y cuello, asma, tos.

Punción: insertar la aguja perpendicularmente a una anguli de profundidad máxima. Se puede aplicar el agnikarma.

VG 11*

Localización: se encuentra en el punto final de la apófisis espinosa de la quinta vértebra torácica.

Indicaciones: tos, restricción de movimiento y dolor de espalda, ansiedad, falta de memoria.

Punción: insertar la aguja perpendicularmente a una anguli de profundidad máxima. Se puede aplicar el agnikarma.

VG 12

Localización: se encuentra en el punto final de la apófisis espinosa de la tercera vértebra torácica.

Indicaciones: restricción de movimiento y dolor de espalda, asma, tos, epilepsia.

Punción: insertar la aguja perpendicularmente a una anguli de profundidad máxima. Se puede aplicar el agnikarma.

VG 13

Localización: se encuentra en el punto final de la apófisis espinosa de la primera vértebra torácica.
Indicaciones: fiebre, dolor de cabeza y en cuello.
Punción: insertar la aguja perpendicularmente a una anguli de profundidad máxima. Se puede aplicar el agnikarma.

VG 14*

Chakra laríngeo, punto posterior
Punto de control de asthi dhatu y ojas
Localización: se encuentra entre el punto final de la apófisis espinosa de la primera vértebra torácica y la séptima vértebra cervical.
Indicaciones: tos, dolor de garganta, asma, resfriado, enfermedades febriles e inmunológicas, epilepsia.
Punción: insertar la aguja perpendicularmente a una anguli de profundidad máxima. Se puede aplicar el agnikarma.

VG 15

Controla los canales por donde circulan las heces (*purishavaha srotas*)
Controla los canales del sistema nervioso (*majjavaha srotas*)
Forma parte del marma matrika (junto con TD 16, VB 20, ID 17 y VC 23)
Localización: se encuentra en la depresión inferior al borde del filo del cráneo, junto a VG 16, que está 0,5 anguli por encima de VG 15. Es un punto peligroso.
Indicaciones: trastornos mentales, afonía, afasia, pérdida de movimiento en cuello y en funciones en la zona de la cabeza, que pueden provocar pérdida de conocimiento.
Terapia de marma matrika: mejora la circulación en la cabeza.
Punción: insertar la aguja perpendicularmente a una anguli de profundidad máxima. La inserción profunda está contraindicada.

VG 16*

Marma krikatika, parte posterior del chakra ajna
Localización: se encuentra en la depresión inferior al borde del filo del cráneo, 0,5 anguli por encima de VG 15. Es un punto peligroso.
Indicaciones: trastornos mentales, afonía, afasia, pérdida de movimiento en cuello y de funciones en la zona de la cabeza que pueden provocar pérdida de conocimiento.
Terapia de marma krikatika: dolor en cuello y hombros, trastornos mentales.

Punción: insertar la aguja perpendicularmente a una anguli de profundidad máxima. La inserción profunda está contraindicada.

VG 17

Localización: se encuentra a 1,5 superior al filo del cráneo.
Indicaciones: mareos, restricción de movimiento y dolor en cuello, epilepsia
Punción: insertar la aguja horizontalmente a la piel, a 0,5 anguli de profundidad máxima. Se puede aplicar el agnikarma.

VG 18

Localización: se encuentra a 1,5 anguli superior a VG 17.
Indicaciones: restricción de movimiento en cuello, dolor de cabeza, trastornos de visión, epilepsia.
Punción: insertar la aguja horizontalmente en la piel a 0,5 anguli de profundidad máxima. Se puede aplicar el agnikarma.

VG 19

Localización: se encuentra a una 1,5 superior a VG 18.
Indicaciones: vértigo, dolor de cabeza.
Punción: insertar la aguja horizontalmente a la piel a 0,5 anguli de profundidad máxima. Se puede aplicar el agnikarma.

VG 20*

Marma adhipati
Chakra coronal
Punto de reunión de los meridianos
Localización: se encuentra a 1,5 anguli superior a VG 19. El punto está en el centro del cráneo, en la intersección de la prolongación de las dos líneas imaginarias que pasan por el lóbulo y el ápex de cada oreja.
Indicaciones: dolor de cabeza, zumbidos en oídos, trastornos de prana vata.
Terapia de marma adhipati: enfermedades psiquiátricas y del sistema nervioso, equilibra prana, la glándula pineal, dolor de cabeza, tinnitus.
Punción: insertar la aguja oblicua u horizontalmente a 0,5 anguli de profundidad máxima. Se puede aplicar el agnikarma.

VG 21

Localización: se encuentra a 1,5 anguli anterior a VG 20.
Indicaciones: vista borrosa, mareos, dolor de cabeza.

Punción: insertar la aguja horizontalmente a 0,5 anguli de profundidad máxima. Se puede aplicar el agnikarma.

VG 22*

Forma parte del marma shringataka (junto con VG 23)
Localización: se encuentra a 3 anguli anterior a VG 20.
Indicaciones: permite tratar el sistema nervioso y calmar ojos, orejas, nariz y lengua.
Terapia de marma shringataka: estimula el sistema nervioso y equilibra ojos, orejas, nariz y lengua.
Punción: insertar la aguja horizontalmente a 0,5 anguli de profundidad máxima. Se puede aplicar el agnikarma.

VG 23*

Forma parte del marma shringataka (junto con VG 22)
Localización: se encuentra a una anguli anterior a VG 22.
Indicaciones: tratar el sistema nervioso y calmar ojos, orejas, nariz y lengua.
Terapia de marma shringataka: estimula el sistema nervioso y equilibra ojos, orejas, nariz y lengua.
Punción: insertar la aguja horizontalmente a 0,5 anguli de profundidad máxima. Se puede aplicar el agnikarma.

VG 24

Localización: se encuentra a una anguli anterior a VG 23.
Indicaciones: dolor de cabeza, vértigo, insomnio, ansiedad, palpitaciones en el corazón.
Punción: insertar la aguja horizontalmente y hacia arriba a 0,5 anguli de profundidad máxima. Se puede aplicar el agnikarma.

VG 24,5*

Marma sthapani
Chakra del entrecejo
Punto que controla los canales por donde circula prana (*pranavaha srotas*)
Localización: se encuentra entre las dos cejas.
Indicaciones: relacionado con la glándula pituitaria y sede principal de prana. Ubicación del chakra del entrecejo.
Punción: insertar la aguja oblicua y superficialmente hacia abajo a 0,4 anguli de profundidad.

VG 25*

Punto que controla los canales del sistema nervioso (*majjavaha srotas*)
Localización: se encuentra en el extremo de la nariz.
Indicaciones: obstrucción nasal y epistaxis.
Punción: insertar la aguja perpendicularmente a 0,3 anguli de profundidad máxima.

VG 26*

Localización: se encuentra debajo de la nariz, en la depresión por encima del labio superior.
Indicaciones: emergencias graves, convulsiones, desmayo, epilepsia, conmoción general.
Punción: insertar la aguja oblicuamente hacia arriba a 0,3 anguli de profundidad máxima.

VG 27

Punto que controla los canales del sistema nervioso (*majjavaha srotas*)
Localización: se encuentra en el borde del labio superior.
Indicaciones: dolores en encías y labios.
Punción: insertar la aguja perpendicularmente a 0,3 anguli de profundidad máxima.

VG 28*

Localización: se encuentra entre la encía y el labio.
Indicaciones: dolor y hinchazón en encías.
Punción: insertar la aguja oblicuamente hacia arriba a 0,3 anguli de profundidad máxima.

8
Técnicas y tratamiento

Técnicas de aplicación

Las agujas de acupuntura reciben el nombre de *suchi* en marmapuntura. Los materiales utilizados en las agujas tienen sus propias cualidades y efectos sobre los doshas, por lo que es importante prestar atención al metal utilizado, ya sea este oro, plata u otro. Así por ejemplo, las agujas de plata pueden agravar tanto vata como kapha en un nivel sutil o cuando están relacionadas con temas emocionales o psicológicos, debido a su efecto sedante y frío, y también cuando son utilizadas con exceso. Sin embargo, el oro es susceptible de agravar pitta, debido a sus efectos estimulantes y calientes. Por ello, la utilización del material correcto de acuerdo con el tipo físico de la persona puede aumentar el efecto terapéutico de la acupuntura. En la actualidad, suelen utilizarse agujas de acero inoxidable, cuyo efecto es neutro en comparación con el oro y la plata, al estar constituido por una aleación de metales.

La aguja está formada por un mango y una hoja, que es la parte que punza, cuya longitud puede variar, aunque la más frecuente es de 25 mm. También el calibre de la aguja es variable pero la tendencia es utilizar agujas finas, de 0,22 mm de diámetro. La norma general que prevalece es la de no agravar vata utilizando agujas o profundidades que pueden causar dolor o molestias importantes.

El mango permite sostener y manipular la aguja durante la punción y la extracción de esta del cuerpo del paciente.

Las agujas se mantienen introducidas en el cuerpo durante un período de tiempo que depende del tipo físico del paciente; los tipos de constitución vata suelen requerir un tiempo menor que los pitta o kapha.

La manipulación de las agujas también depende en gran parte del dosha que está siendo tratado, ya que ciertas actuaciones pueden agravar un dosha en particular. Así, por ejemplo, la manipulación excesiva de una aguja es susceptible de agravar a vata, pero también de equilibrar kapha.

La duración de un tratamiento de marmapuntura usual puede prolongarse hasta una hora, dependiendo del tiempo, el tipo corporal y la constitución del paciente. Estas circunstancias son fácilmente observables en la práctica clínica diaria.

Profundidad de la inserción

Cuando la aguja es insertada en el punto apropiado, debe tenerse cuidado con las estructuras subyacentes para no ocasionar una emergencia médica. Así, por ejemplo, una punción en la sira P 1, que se ubica justo encima del pulmón, debe ser poco profunda pues puede lesionar el pulmón. Por este motivo, los terapeutas sin experiencia no deberían aplicar la acupuntura.

La profundidad de inserción depende de las cualidades de las zonas anatómicas. Como norma general podemos establecer que para las áreas musculares (por ejemplo, los muslos), la profundidad sea de hasta 5 mm, mientras que para otras áreas, la profundidad sea de unos 2,5 mm.[72]

Sin embargo, en la práctica, estas medidas pueden ser excedidas con cuidado y si se tienen suficientes conocimientos. Cada sira tiene su propia profundidad de inserción que se encuentra detallada en el capítulo 7. De todas maneras, los tratamientos de acupuntura ayurvédica no suelen requerir de punciones profundas, como ocurre con otros sistemas de acupuntura.

Cuando el prana fluye en el punto a través del meridiano y entra en contacto con la aguja (*suchi*) a la profundidad apropiada, a menudo se siente una tirantez en la aguja que recibe el nombre de *suchigraha*, que significa «apoderarse de la aguja». Esto indica que la aguja está colocada a la profundidad adecuada y en el ángulo correcto y entonces debe dejarse allí el tiempo apropiado. A veces, cuesta retirar la aguja antes de su tiempo apropiado, pero si el cuerpo está listo para liberarla, esta es fácilmente extraída.

Ángulo y dirección de inserción

El ángulo de la inserción de la aguja se refiere a la inclinación axial respecto a la superficie de la piel. Sushruta[73] recomienda en algunos puntos diferentes ángulos de inserción de las agujas:

- Inserción vertical: la aguja se inserta en el punto a 90° respecto a la superficie de la piel.
- Inserción horizontal: la aguja se inserta en el punto a unos 15° con respecto a la superficie de la piel.

– Inserción oblicua: la aguja se inserta en el punto a unos 45° con respecto a la superficie de la piel.

Además, es de notar que las agujas algunas veces pueden inclinarse a favor o en contra de la dirección del flujo de energía (*prana*) del meridiano particular en el cual se encuentra el punto. Esta variación en la dirección puede utilizarse como una técnica para reducir o aumentar la energía en el meridiano.

En el esquema siguiente resumimos las características de la inserción de las agujas y las diferencias de aplicación según los doshas.

Modos de aplicación según los doshas

Profundidad de inserción	Dosha
Poco profunda	Vata
Media	Pitta
Más profunda	Kapha

Cantidad de agujas	Dosha
Mínima	Vata
Media	Pitta
Mayor	Kapha

Material	Dosha
Oro o plata (con cuidado)	Vata
Plata	Pitta
Oro	Kapha

Modo de inserción	Dosha
Suave, rítmica	Vata
Moderadamente rítmica	Pitta
Intensa, rápida, errática (con cuidado)	Kapha

Tiempo de acupuntura	Dosha
15-30 minutos	Vata
20-40 minutos	Pitta
40-60 minutos	Kapha

IMPULSO ELÉCTRICO	DOSHA
Lento, rítmico, menos intenso	Vata
Medio, regular, rítmico	Pitta
Intenso, rápido, errático (con cuidado)	Kapha

AGNI-KARMA (APLICACIÓN DE CALOR, CON O SIN AGUJAS)	DOSHA
Puede requerir calor pero no excesivo (puede sobreestimular vata)	Vata
Generalmente no requiere calor	Pitta
Puede requerir calor	Kapha

Tratamiento con marmapuntura

A partir de un diagnóstico ayurvédico completo, realizado mediante técnicas como el examen de la lengua, el pulso, las uñas y también la palpación de algunos puntos, es posible empezar a considerar un tratamiento, en el que también deberán tenerse en cuenta los canales fisiológicos (*srotas*) afectados por el desequilibrio, los tejidos (*dhatus*) implicados, los subdoshas que pueden ser de ayuda y finalmente los órganos comprometidos en el proceso de la enfermedad.

Asimismo, también habrá que elegir un punto que proporcione relajación al paciente, otro que aumente el agni o fuego metabólico y otro punto que refuerce ojas, la esencia inmune del cuerpo.

Algunos puntos/marmas concentran distintos efectos terapéuticos, por lo que pueden ser utilizados en diversos diagnósticos.

Combinación de puntos

La selección de puntos o siras de acupuntura para un tratamiento en particular no es diferente de la selección de diversas hierbas para conformar una fórmula ayurvédica equilibrada. Una combinación de puntos relevantes para la afección que se presenta puede producir un efecto positivo en el paciente, sin embargo solo la selección de puntos realizada por el experto y basada en su práctica y experiencia es capaz de proporcionar la mejor respuesta terapéutica. Y precisamente en marmapuntura, la autoridad queda refleja en la utilización de una menor cantidad de agujas para lograr el mejor resultado posible.

Manipulación y seguridad

La esterilización del equipamiento es esencial. En la actualidad, se pueden utilizar agujas desechables, que una vez retiradas deben tirarse a un contenedor.

La manipulación de las agujas –punción y extracción– debe ser realizada cuidadosamente y siguiendo un orden, empezando por los puntos más cercanos a la cabeza, por ejemplo marma adhipati (VG 20), y terminando por los más cercanos a los dedos de los pie, por ejemplo marma kurccha (H 3), es decir, de la cabeza a los pies y no a la inversa.

Es recomendable limpiar el punto tratado con un algodón empapado en alcohol para prevenir las infecciones. Además, es imprescindible cumplir todas las regulaciones relativas a salud y seguridad vigentes para los tratamientos de punción del cuerpo.

Tratamiento de enfermedades comunes con marmapuntura

Amenorrea

Es un desequilibrio caracterizado por la ausencia de menstruación. Se seleccionan puntos de meridianos que se encuentren en la zona vata del tronco y de las extremidades inferiores o de los órganos situados en la zona de la pelvis, es decir, órganos reproductores.

Puntos e indicaciones

V 32: elimina la sangre estancada en el útero.
E 29: indicado en caso de amenorrea, elimina la congestión sanguínea.
IG 4: punto pozo/fuente (base) del intestino grueso (*vata*), que es el que afecta a la pelvis.
B 6: punto de encuentro de los meridianos del hígado, del bazo y del riñón; regula el flujo de sangre en el aparato reproductor.
H 2: punto vertiente, regula la entrada y salida de sangre en el hígado.
B 10: actúa en la circulación de la sangre y favorece el sangrado menstrual.
V 18: punto de asentamiento en la espalda del órgano hígado.
V 20: punto de asentamiento en la espalda del órgano bazo, al que regula.
V 23: punto de asentamiento en la espalda del órgano riñón; actúa sobre vata y los órganos reproductores.
E 25: punto frontal de alarma del intestino grueso.
E 36: punto mar del estómago.

Amigdalitis

La amigdalitis o *tundikeri* es una inflamación de las amígdalas que suele estar causada por una alteración de pitta que afecta al aparato respiratorio.

Puntos e indicaciones

P 10: punto pozo/fuente; disminuye el calor en el pulmón.
R 3: punto arroyo (tierra); reduce el calor, al actuar como hijo. Dado que el meridiano del riñón pasa por la zona del cuello, actúa sobre este.
IG 4: punto pozo/fuente (base) del intestino grueso (vata); permite tratar molestias en la zona de la garganta, actúa equilibrando los meridianos del intestino grueso y el pulmón (vata).
IG 11: punto mar (tierra), hijo del fuego; elimina el calor en especial en el meridiano del intestino grueso. Indicado para tratar molestias en la faringe e inflamaciones en los pulmones y el aparato respiratorio.

Anemia

La anemia se caracteriza por la falta de glóbulos rojos y hemoglobina –la proteína transportadora de hierro. Refleja una deficiencia de hierro y por lo tanto se relaciona con desequilibrios de vata. En ayurveda, esta enfermedad se denomina *pandu roga*, que significa «enfermedad pálida».

Sus síntomas pueden incluir palidez, especialmente de la conjuntiva y de los bordes de la lengua, así como hipotensión arterial, astenia, disnea, mareos, además de pulso débil y rápido.

La mayoría de los siguientes puntos se utilizan para los desórdenes de tipo vata.

Puntos e indicaciones

P 7: mareos
IG 11: punto mar, actúa sobre vata y el intestino grueso
Pe 6: punto puente, actúa y descongestiona la zona del pecho
V 18: punto de asentamiento en la espalda del órgano hígado.
V 19: punto de la espalda del órgano vesícula biliar
E 36: punto mar, actúa sobre el estómago, aportando al cuerpo la solidez y la fortaleza del elemento tierra (por tanto, disminuye vata).
B 6: punto que controla la energía descendente (*apana vayu*) del torso, punto de encuentro de los tres órganos sólidos de las extremidades inferiores, que influye en la zona inferior del tronco, que es vata.

Asma

Los síntomas del asma –o *tomaka shvasa* para el ayurveda– son: dificultad respiratoria, sibilancias respiratorias, rigidez y opresión en el pecho.

Los ataques de asma de origen alérgico pueden relacionarse con deficiencias del sistema inmunológico.

Según el ayurveda, el asma proviene de desequilibrios en el aparato digestivo, en particular alteraciones del agni. Un diagnóstico correcto es esencial para entender cuál es el dosha afectado. El asma de tipo vata se caracteriza por disnea y tos seca, que además se relaciona con el estrés. El asma de tipo kapha se caracteriza por la congestión y la mucosidad, mientras que el asma que se corresponde con un desequilibrio pitta presenta un pulso rápido y saltón, y saburra amarillenta y espesa.

Para el asma de tipo vata es indicada la punción de los meridianos del pulmón y del intestino grueso, para intentar eliminar el frío y el aire.

Para el asma de tipo pitta, se agrega la punción del punto mar del meridiano del pulmón (P 5), con la finalidad de aumentar el agua y disminuir el fuego –de acuerdo con la rueda de control–, ya que el agua controla al fuego.

Para el asma de tipo kapha, se incluye la punción del punto E 40 del meridiano del estómago, que relaja el tórax y drena la flema. Este punto marma del meridiano del estómago se relaciona con el elemento tierra. Consecuentemente, al punzar los puntos tierra (E 36 y P 9) de los órganos relacionados con el elemento aire (pulmón e intestino grueso), estos son tonificados, de acuerdo con la regla madre-hijo y la rueda de soporte.

Puntos e indicaciones

Asma vata

V 13: punto de asentamiento en la espalda del órgano pulmón; equilibra el pulmón.
P 7: punto puente entre los meridianos del pulmón y del intestino grueso; permite tratar desequilibrios de ambos meridianos, reduce el frío y el aire.
IG 4: punto base del intestino grueso; se prescribe para desequilibrios de este órgano, que es asentamiento de vata.

Asma pitta

E 40: punto puente entre los meridianos del estómago y del bazo; punto del asma, elimina la flema y disminuye el calor en el pulmón.
P 5: punto mar (agua); equilibra el pulmón y disminuye el calor.

Asma kapha

E 40: punto puente entre los meridianos del estómago y del bazo; punto del asma, elimina la flema del pulmón.

Diarrea

La diarrea puede estar causada por desequilibrios en:

- vata
- pitta
- kapha
- los tres doshas

La mejor manera de tratar el ama es usando hierbas de sabores amargos y picantes. Las hierbas amargas tienden a liberar las toxinas (*ama*) de los tejidos, mientras que las picantes lo destruyen. Además de aplicar la punción de las siras, como veremos a continuación, es conveniente beber agua de arroz hervido (con una pizca de sal para darle sabor), para disminuir la diarrea. Esto es especialmente efectivo en los casos de diarrea crónica.

Puntos e indicaciones

E 25: punto frontal de alarma del intestino grueso; regula la función del órgano.
V 25: punto dorsal del órgano intestino grueso; además de tratar la diarrea, regula el movimiento en el intestino grueso.
E 36: punto mar; favorece la función del bazo y el estómago (*kapha*).
V 23: punto de asentamiento en la espalda del riñón; equilibra el funcionamiento del riñón y soporta a vata en el tronco.
R 3: punto arroyo (tierra); el elemento tierra (madre) soporta al aire y al intestino grueso (hijo).

Disentería

Puede originarse por causa de parásitos, como las amebas (*pravahika*), lo que afecta a kapha, o ser de origen bacteriano (*raktatisa*), que afecta a pitta.

Puntos e indicaciones

Disentería kapha

V 20: punto de asentamiento en la espalda del órgano bazo, indicado para el tratamiento de sus desórdenes, ya que mejora la temperatura y elimina la congestión digestiva.

V 21: punto de asentamiento en la espalda del órgano estómago, indicado en la disentería ya que mejora su temperatura.
B 6: ayuda a eliminar la humedad (*kapha*) y favorece la función del bazo (órgano kapha).
E 36: elimina la congestión intestinal.

Disentería pitta

E 44: punto manantial (agua); elimina el calor.
IG 11: punto mar (tierra), hijo del fuego; elimina el calor, en especial en el intestino grueso.
B 9: punto mar (agua); controla el fuego, ya que fortalece el bazo.
E 25: punto frontal de alarma del intestino grueso; indicado para tratar la disentería pues alivia la congestión del órgano.
E 37: punto mar inferior del intestino grueso; elimina la congestión en este órgano.
IG 4: punto pozo/fuente (base) del intestino grueso (*vata*), permite tratar la disentería y síndromes del intestino grueso; elimina la congestión en este órgano.

Dismenorrea

La dismenorrea (*rakta pradara*) es una alteración del aparato reproductor femenino que puede presentar dos tipos:

- menorragia: caracterizada por un sangrado excesivo durante el ciclo menstrual.
- metrorragia: caracterizada por menstruaciones excesivas a intervalos irregulares.

Este trastorno suele estar causado por desequilibrios de pitta que afectan al sistema hormonal. Cuando pitta está desequilibrado, el sangrado puede surgir en cualquier lugar del cuerpo, por ejemplo en la nariz, el recto, etc.

Puntos e indicaciones

B 10: mejora la circulación sanguínea.
B 8: alivia los dolores menstruales.
IG 4: alivia los dolores menstruales.
E 27: elimina la sangre estancada en el útero y alivia los síntomas de dolor en la zona reproductora.
V 20-V 23: puntos de asentamiento en la espalda, regulan los órganos bazo y riñón.

B 6: favorece la función del bazo (fuente de la sangre).
E 36: punto mar; favorece la función del estómago (origen de la sangre).
V 40: punto mar; elimina el exceso de calor en la sangre.

Erisipela

Las erisipelas pueden estar causadas por:

- desequilibrios en vata
- desequilibrios en pitta
- desequilibrios en kapha
- desequilibrios en los tres doshas
- un trauma

Puntos e indicaciones

V 40: punto mar (tierra); elimina el calor de la sangre al actuar como hijo y disipar la energía de la madre (fuego–V 60).
Pe 3: punto mar (agua); elimina el calor de la sangre.
IG 11: punto mar (tierra); hijo del fuego, elimina el calor, especialmente en el intestino grueso.
IG 4: punto pozo/fuente (base) del intestino grueso (vata); elimina el calor del intestino grueso; disminuye la congestión del órgano.

Hemorroides

Las hemorroides o *arsha* son varicosidades de las venas en la zona del recto causadas por congestión en el intestino grueso. Pueden ocasionar mucho dolor y también sangrado. Cuando van acompañadas de calor y humedad se relacionan con pitta, cuando son más dolorosas y secas se asocian con vata, y las que conllevan congestión y frío se relacionan con kapha.

Puntos e indicaciones

V 57: indicado para tratar síndromes hemorroidales.
V 32: indicado para tratar el dolor en la zona baja de la espalda y en las extremidades inferiores.
VG 1: punto del periné; indicado para el tratamiento de hemorroides debido a su ubicación cercana al recto.

Hipertensión arterial

La elevación de los valores habituales de la presión arterial se conoce en el ayurveda como *rakta vata* –«vata en sangre»– o hipertensión. Esta tiene su origen en un desequilibrio de vata, lo que provoca rigidez, estrechamiento y tensión en las arterias. Las cualidades secantes de vata pueden eliminar la humedad de la sangre.

Puntos e indicaciones

IG 11: punto mar (tierra); permite tratar el aire en el intestino grueso y equilibrar vata.
E 36: punto mar (tierra); está relacionado con la tierra, madre del elemento aire, por lo que tonifica vata.
VB 20: indicado para tratar el vértigo y las cefaleas provocadas por la hipertensión.
H 3: punto arroyo (tierra), tonifica al aire y vata; indicado para tratar el vértigo y las cefaleas.
B 9: punto mar (agua); permite tratar vata al sostener los riñones.

Hipo

El hipo o *hikka roga* está originado por la alteración de vata, el viento o aire, que en este caso tiende a subir.

Puntos e indicaciones

V 17: estabiliza el vata ascendente.
Pe 6: punto que controla la energía ascendente (*udana vayu*), punto puente; actúa y disminuye la sensación de plenitud en la zona del pecho.
E 36: punto mar (tierra); indicado en los trastornos del estómago causados por el vata ascendente.

Hipotensión arterial

La disminución de los valores normales de la tensión arterial o hipotensión se conoce en ayurveda como *nyuna raktachapa*; es un desequilibrio que se relaciona con vata y por tanto afecta mayormente a personas con una constitución de tipo vata.

Puntos e indicaciones

H 3: punto arroyo (tierra), como madre del aire, el punto H 3 tonifica y aumenta el nivel de prana en el intestino grueso, lo que eleva la tensión arterial.
Pe 6: punto puente de los meridianos del tridosha y del pericardio; actúa sobre el flujo de los fluidos corporales a través del cuerpo y mejora la circulación y la presión arterial.

Histeria

La histeria suele relacionarse con vata, el más sutil de los humores, y el que a su vez se asocia con el sistema nervioso.

Puntos e indicaciones

IG 4: punto pozo/fuente (base) del intestino grueso; actúa sobre la pelvis.
H 3: punto arroyo; equilibra el funcionamiento del hígado y hace disminuir las convulsiones.
R 1: punto pozo (éter); afecta sutilmente a vata y suaviza la inconsciencia.
Pe 6: punto puente; disminuye la sensación de sofoco.
C 7: punto arroyo (tierra) del corazón; tonifica al hijo (aire), ya que actúa como madre de él.

Ictericia

La ictericia o *kamala* suele estar causada por la inflamación del hígado. Si al realizar el examen de la lengua se observa una saburra amarillenta, se puede diagnosticar que es debida a un desequilibrio relacionado con pitta. Si la saburra es de color blanquecino, la ictericia está causada por un desequilibrio de kapha que afecta al hígado.

Puntos e indicaciones

Ictericia kapha

B 9: punto mar (agua); reduce la flema en los síndromes de kapha.
E 36: punto mar (tierra); soporta al estómago en los síndromes kapha.

Ictericia pitta

VB 34: punto mar (tierra); reduce el calor de pitta, ya que actúa como el hijo del fuego (VB 38). Actúa sobre el hígado, ya que la vesícula biliar está internamente relacionada con él.
H 3: punto base y arroyo (tierra); reduce el calor o pitta del hígado al actuar como el hijo del fuego (H 2).
V 48: indicado para tratar la ictericia.
VB 24: punto de alarma frontal del órgano de la vesícula biliar; permite tratar síndromes de la vesícula biliar, incluida la ictericia.

Impotencia sexual

La impotencia sexual se denomina en sánscrito *klavya* y puede estar causada por diferentes desequilibrios en:

- vata
- pitta
- kapha
- los tres doshas

En general se relaciona con desequilibrios del riñón o vata.

Puntos e indicaciones

Impotencia vata

V 15: punto de la espalda del órgano corazón; equilibra y relaja el sistema nervioso, por lo que calma vata.

Impotencia pitta

C 7: punto arroyo del corazón; se relaciona con la tierra, hija del fuego.
C 8: elimina el calor al sedar el punto pozo/fuente.

Impotencia kapha

B 6: en este punto (*apana marma*) confluyen los meridianos del bazo, del hígado y del riñón, importantes todos ellos porque pasan por la zona genital y vata del cuerpo.

Impotencia general

E 25: punto frontal de alarma del intestino grueso; equilibra el vata pues actúa sobre el intestino grueso.
R 3: punto arroyo (tierra); fortalece vata y el intestino grueso, de acuerdo con la regla madre-hijo.

Leucorrea

La leucorrea (*shweta pradara*) se caracteriza por un flujo vaginal blanquecino, causado en general por un desequilibrio de kapha que afecta al aparato reproductor, algo bastante común en mujeres de constitución vata. Cuando el flujo es más abundante y de coloración amarillenta, están afectados la vesícula biliar y el hígado.

Puntos e indicaciones

V 23: punto de asentamiento en la espalda del riñón; tonifica el prana, especialmente en el riñón, que actúa sobre el aparato reproductor.
V 32: se encuentra en la zona dorsal de vata, donde ocurre el desequilibrio en el meridiano y, por lo tanto, trata la leucorrea localmente.
V 30: tiene un efecto similar a V 32.

H 5: punto puente; reduce el fuego y equilibra la vesícula biliar y el hígado.
B 9: punto mar (agua); al tonificar este punto, se reduce el calor, lo que fortalece la función del bazo.

Neumonía

La neumonía (*shwasanka jwara*) suele estar causada por fiebres cuyo origen se encuentra en un desequilibrio de vata que causa inflamación en los pulmones (órganos vata).

Puntos e indicaciones

V 13: punto de la espalda del órgano pulmón; permite tratar las afecciones del pulmón, especialmente las que conllevan fiebre.
IG 11: punto mar (tierra), hijo del fuego; elimina el calor, en especial en el intestino grueso.
Pe 6: punto puente; alivia la sensación de sofocos en el tórax.
TD 6: punto río; permite tratar los desórdenes del tórax (kapha).
VB 20, IG 4, R 7, C 9: indicados para el tratamiento de fiebre y cefalea.
P 5, P 9: Indicados para el tratamiento de la tos y el dolor en el tórax.

Paperas

Las paperas (*karnamulaka*) suelen estar causadas por desequilibrios o infecciones relacionadas con pitta. Se caracterizan por la inflamación y tumefacción de las glándulas parótidas. El calor afecta la zona del meridiano del tridosha que atraviesa la inflamación.

Puntos e indicaciones

IG 4: punto pozo/fuente (base) del intestino grueso (*vata*); permite tratar inflamaciones faciales, ya que disminuye el calor en el meridiano del intestino grueso y la zona de la cara por donde pasa.
IG 11: punto mar (tierra); elimina el calor del elemento fuego, ya que es el hijo, según la regla madre-hijo y elimina el calor en el meridiano del intestino grueso.
TD 17: se encuentra localizado en la zona; alivia la tumefacción y el dolor.
E 6: se encuentra localizado en la zona; alivia la tumefacción y el dolor.

Resfriado común

El resfriado común puede estar causado por cuatro tipos de desequilibrios, pero esencialmente su origen se debe a deficiencias en el sistema inmunológico. Se caracteriza por un conjunto de síntomas físicos cuya función primaria es la eliminación de toxinas. La acumulación o agravación de los tres doshas durante alguna estación en particular y la incapacidad de revertir esta situación en la estación siguiente producen el resfriado. El desequilibrio de los tres doshas puede provocar un resfriado crónico.

Puntos e indicaciones

Resfriado vata

Síntoma: saburra gris oscura, lengua pálida
V 12: reduce el aire y vata; alivia las cefaleas.
IG 20: disminuye el factor patogénico del viento en la zona de la cabeza.
IG 4: punto pozo/fuente (base) del intestino grueso (*vata*); alivia el resfriado.
P 7: punto puente entre los meridianos del pulmón y del intestino grueso; alivia la congestión nasal, la cefalea y la tos.

Resfriado pitta

Síntomas: saburra amarilla, cuerpo de la lengua rojizo
VB 20: enfermedades febriles, resfriados, cefaleas y síntomas comunes de pitta en cabeza y cuello.
TD 5: enfermedades febriles, cefaleas.

Resfriado kapha

Síntoma: saburra lingual blanquecina
IG 4: punto pozo/fuente (base) del intestino grueso (*vata*); aumenta la temperatura y alivia el resfriado.
R 7: punto río; aumenta el fuego y soporta el elemento éter.

Apéndices

Apéndice I

Gráfico de los meridianos, los marmas y las siras (anterior y posterior)

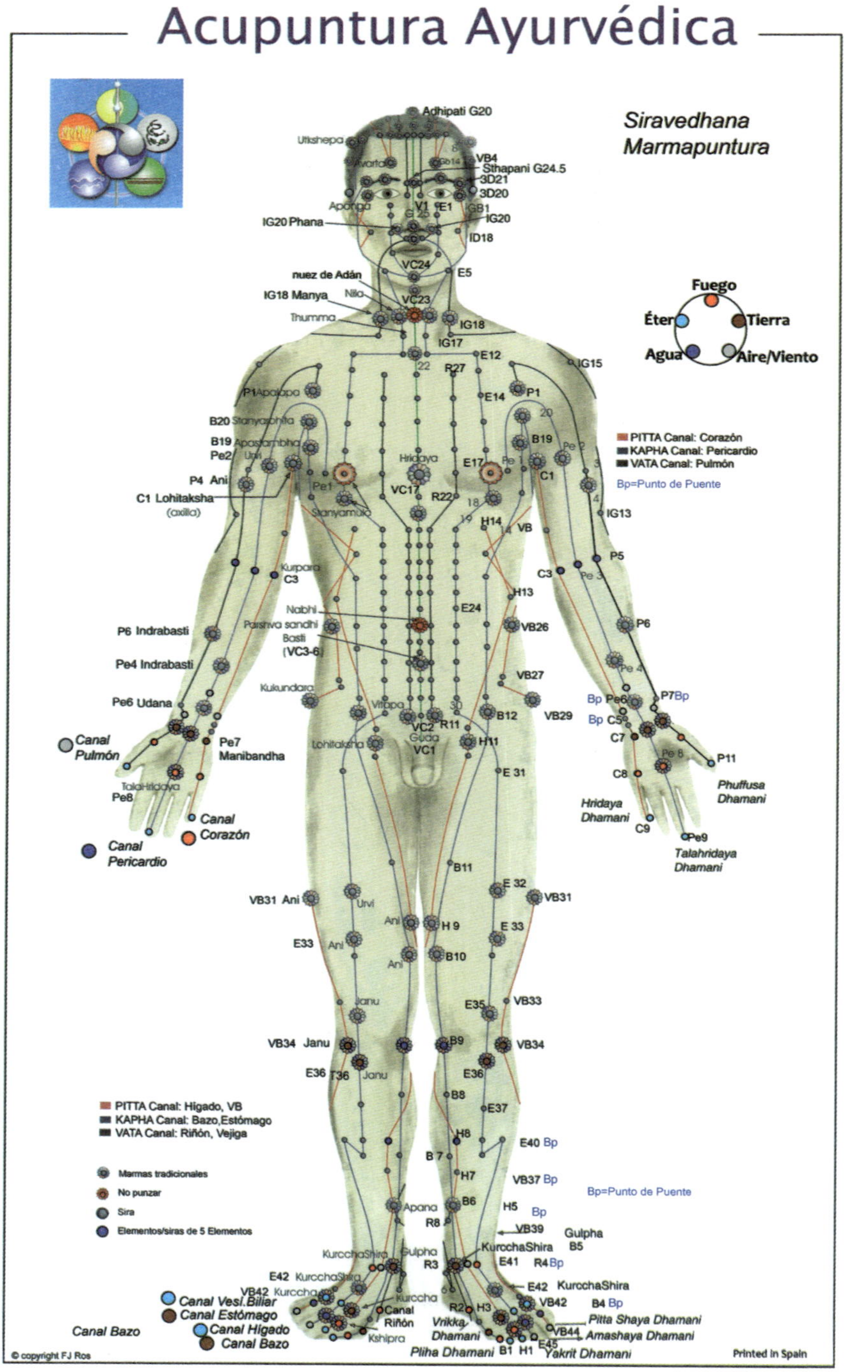

Acupuntura Ayurvédica
Siravedhana
Marmapuntura
Adhipati G20
Utkshepa
VB4
Sthapani G24.5
3D21
3D20
V1
E1
IG20 Phana
IG20
ID18
VC24
E5
nuez de Adán
IG18 Manya
Nila
VC23
Thumma
IG18
IG17
E12
R27
IG15
Fuego
Éter
Tierra
Agua
Aire/Viento
P1 Apalapa
E14
P1
B20 Stanyarohita
B19 Apastambha
B19
Pe2
Pe 2
Hridaya
E17
C1
P4 Ani
C1 Lohitaksha
(axila)
VC17
R22
Stanyamula
PITTA Canal: Corazón
KAPHA Canal: Pericardio
VATA Canal: Pulmón
Bp=Punto de Puente
IG13
H14
VB
P5
Kurpara
C3
C3
Pe 3
H13
Nabhi
E24
Parshva sandhi
Basti
(VC3-6)
P6 Indrabasti
VB26
P6
Pe4 Indrabasti
Pe 4
VB27
Kukundara
Pe6 Udana
Vitapa
Bp Pe6
P7Bp
VC2
R11
B12
VB29
Bp C5
Canal Pulmón
Pe7
Manibandha
Guda
VC1
Lohitaksha
H11
C7
Pe 8
P11
E 31
C8
TalaHridaya
Pe8
Phuffusa Dhamani
Hridaya Dhamani
Canal Corazón
C9
Pe9
Canal Pericardio
Talahridaya Dhamani
B11
E 32
VB31 Ani
Urvi
VB31
Ani
H 9
E 33
E33
B10
Janu
E35
VB33
VB34 Janu
B9
VB34
E36
T36
Janu
E36
B8
E37
PITTA Canal: Higado, VB
KAPHA Canal: Bazo,Estómago
VATA Canal: Riñón, Vejiga
H8
E40 Bp
B 7
H7
VB37 Bp
Marmas tradicionales
No punzar
Sira
Elementos/siras de 5 Elementos
Bp=Punto de Puente
Apana
B6
H5
Bp
R8
VB39
Gulpha
KurochaShira
B5
Kurcchashira
Gulpha
R3
E41
R4Bp
E42
KurcchaShira
E42
KurcchaShira
VB42
Kurccha
VB42
B4 Bp
Canal Vesi.Biliar
Kurccha
Canal Estómago
Canal
Riñón
R2
H3
Pitta Shaya Dhamani
Canal Bazo
Canal Hígado
Canal Bazo
Vrikka
Dhamani
VB44
Amashaya Dhamani
Kshipra
E45
© copyright FJ Ros
Pliha Dhamani
B1
H1
Yakrit Dhamani
Printed in Spain

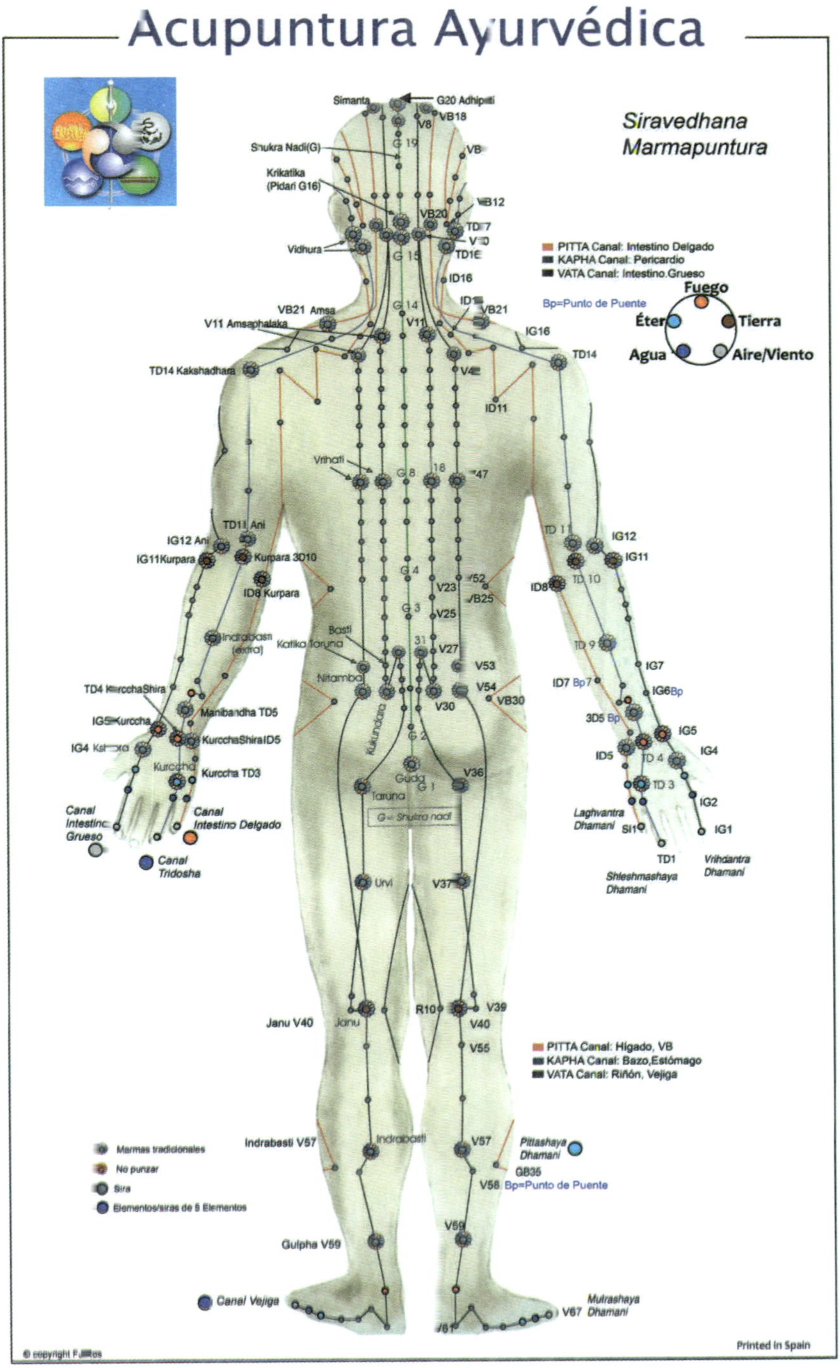
Acupuntura Ayurvédica
Siravedhana
Marmapuntura
PITTA Canal: Intestino Delgado
KAPHA Canal: Pericardio
VATA Canal: Intestino.Grueso
Bp=Punto de Puente
Fuego
Éter
Tierra
Agua
Aire/Viento
Simanta
G20 Adhipati
VB18
V8
Shukra Nadi(G)
G 19
Krikatika
(Pidari G16)
VB20
Vidhura
G 15
ID16
VB21 Amsa
V11 Amsaphalaka
G 14
V11
VB21
IG16
TD14
TD14 Kakshadhara
ID11
Vrihati
G 8
18
47
TD11 Ani
IG12 Ani
IG11Kurpara
Kurpara 3D10
ID8 Kurpara
G 4
V23
52
VB25
G 3
V25
IG12
IG11
ID8
TD 10
Indrabasti
(extra)
Basti
Katika Taruna
31
V27
Nitamba
V53
V54
VB30
V30
TD 9
IG7
ID7 Bp7
IG6Bp
TD4 KurcchaShira
Manibandha TD5
IG5 Kurccha
KurcchaShiraID5
IG4
Kurccha
Kurccha TD3
Kukundara
G 2
Guda
G 1
Taruna
G= Shukra nadi
V36
3D5 Bp
IG5
IG4
ID5
TD 4
TD 3
IG2
IG1
Canal
Intestino
Grueso
Canal
Intestino Delgado
Canal
Tridosha
Laghvantra
Dhamani
SI1
TD1
Shleshmashaya
Dhamani
Vrihdantra
Dhamani
Urvi
V37
Janu V40
Janu
R10
V39
V40
V55
PITTA Canal: Higado, VB
KAPHA Canal: Bazo,Estómago
VATA Canal: Riñón, Vejiga
Marmas tradicionales
No punzar
Sira
Elementos/siras de 5 Elementos
Indrabasti V57
Indrabasti
V57
Pittashaya
Dhamani
GB35
V58 Bp=Punto de Puente
V59
Gulpha V59
Canal Vejiga
Mulrashaya
V67 Dhamani
V61
Printed in Spain

Apéndice II

Estudio de tres casos prácticos

Caso 1

Historial del paciente

Paciente de sexo femenino de casi cincuenta años que presentaba sofocos, principalmente a lo largo del día, sed, en especial por la noche, boca seca, poca energía, que se agota rápidamente y pierde mucho cabello. También tenía una tos leve que afirmó padecer desde hacía un año.

Hace aproximadamente cuatro años, mientras trabajaba en un laboratorio de patología, contrajo una bacteria que se transporta por el aire y que habita en la sangre. Esto le ocasionó muchos problemas, entre ellos un aumento de plaquetas. Esta fue la primera vez que empezó a perder cabello.

Diagnóstico ayurvédico

El cuestionario del biotipo físico y el test de desequilibrio mostraron que la paciente era claramente de constitución vata con un desequilibrio vata. La paciente sufría estrés, le costaba mucho tomarse un tiempo para descansar. Su lengua era de forma vata, seca, con una marca (decoloración) en la zona del pulmón izquierdo; según refirió, había padecido una neumonía hacía algunos años. La coloración de la lengua era algo pálida con los bordes de color rojo, lo que indicaba calor en la superficie del cuerpo.

La alopecia o pérdida de cabello suele considerarse una condición vata, que indica falta de energía; ambos son síntomas de un sistema debilitado e indicativos del desequilibrio de vata.

Los sofocos, la sed y la sequedad de la boca indican un desequilibrio hormonal en el período de la perimenopausia; los sofocos constituirían más propiamente un desequilibrio pitta, mientras que la sequedad y la sed, aunque también se incluirían como parte de un desequilibrio pitta, también podrían involucrar la sequedad del vata causada por el aire o éter. El sistema hormonal está básicamente relacionado con pitta.

En el interrogatorio, la paciente refirió padecer estreñimiento, un síntoma de desequilibrio vata y del elemento aire. Su sistema estaba agotado debido al desequilibrio vata, por lo que también había que tener en cuenta agni y ojas (la esencia inmune).

Tratamiento de acupuntura ayurvédica

Los principales elementos comprometidos eran el aire –principal elemento vata, junto con el éter–, que puede estar relacionado con la sequedad, y el fuego, que se relaciona con el desequilibrio hormonal.

El desequilibrio dóshico era básicamente vata con algo de pitta involucrado.

Entre los subdoshas implicados se encontraba la energía que se absorbe (*prana vayu*), que favorece la entrada y el flujo de prana en los pulmones, a los que estimula; y también se incluyó la energía ascendente (*udana vayu*), que equilibra el flujo ascendente de prana, que provocaba la tos.

Entre los tejidos y meridianos implicados incluimos el tejido sanguíneo (*rakta dhatu*) y los meridianos y canales relacionados con el flujo de la sangre (*raktavaha srotas*), debido a los antecedentes de infección, y también las vías respiratorias (*pranavaha srotas*). La terapia de estos tejidos y meridianos podía mejorar la entrada y flujo de prana a través de los meridianos del aparato respiratorio y del intestino grueso, principales sedes de vata.

Entre los órganos implicados se encontraba el intestino grueso y los pulmones, sedes principales de vata, y el riñón y la vejiga urinaria que también son órganos vata. El hígado (órgano pitta/éter) y el bazo también se tuvieron en cuenta debido a su relación con la sangre.

Puntos y sus efectos

VC 17: marma hridaya; relacionado con la sangre, el tejido sanguíneo (*rakta dhatu*) y también con el flujo pránico centrífugo (*vyana vayu*).

VG 24,5: marma sthapani; favorece la entrada y el flujo de prana mediante los pulmones, a los que estimula. Aumenta ojas y está conectado con la glándula pituitaria y, por lo tanto, favorece el equilibrio hormonal.

Pe 8: marma talahridaya, relacionado con la energía que se absorbe (*prana vayu*).

R 1: pada talahridaya marma, relacionado con la energía que se absorbe (*prana vayu*).

VG 20: marma adhipati –el «Señor Supremo» de todos los marmas, meridianos y puntos, que equilibra la energía pránica y actúa sobre el sistema

nervioso. También permite trabajar a nivel psicológico y mental y ayuda a equilibrar vata.
C 7: punto arroyo y punto base, relaja los nervios, calma vata y la mente.
IG 4: marma kshipra, punto base o punto raíz de vata, actúa sobre el intestino grueso; dolores, como el de muelas.
Pe 6: punto puente que controla la energía ascendente (*udana vayu*); actúa sobre la circulación de prana al equilibrar el movimiento ascendente de la energía que permite que la sangre llegue a la cabeza. Equilibra y actúa sobre la circulación en el cuerpo, tanto a nivel físico como sutil.
IG 11: forma parte del marma kurpara, punto inmunológico y homeostático.
H 3: marma pada kurccha, punto base o raíz de pitta en las extremidades inferiores y punto tierra del hígado.
B 6: punto apana vayu del meridiano del bazo; tonifica la sangre y actúa sobre el hígado, el bazo y los riñones.
Pu 9: punto base o punto raíz del meridiano de los pulmones; favorece el equilibrio de vata.
R 4: punto puente del meridiano del riñón; equilibra vata y los riñones.
ID 5: marma kurccha shira, controla la energía que rige la digestión (*samana vayu*); estimula la jatharagni, por lo que favorece la digestión y aumenta la inmunidad. Este marma también equilibra el metabolismo.

Recomendaciones

Se aconsejó a la paciente que ingiriera alimentos que calmaran vata y también que siguiera unas pautas de estilo de vida para moderar vata. A la paciente le pareció extremadamente útil conocer sus rasgos y características vata y sintió un gran alivio al seguir sencillas recomendaciones para equilibrar vata, tales como acostarse temprano, no trabajar demasiado y evitar viajar mucho. Además, esto la ayudó ya que ella tendía a verse inferior a otras personas, porque se consideraba incapaz de hacer algo por ella misma y por lo tanto siempre se estaba presionando. Se le recomendó chyavan prash como tónico nutritivo y rejuvenecedor.

Resultados

En las tres primeras visitas del tratamiento, la paciente solo presentó leves mejorías.

En la cuarta sesión del tratamiento, comenzó a sentirse mejor, los sofocos habían disminuido, pero todavía tenía sed y la boca seca.

En la quinta sesión afirmó «sentirse realmente bien y fuerte». De sufrir siete u ocho episodios de sofocos al día, como cuando vino por primera vez al consultorio, había pasado a uno o dos episodios diarios. Además se había frenado la pérdida de cabello. Todavía tenía la boca un poco seca, pero mientras que antes tomaba un litro de agua por la noche, ahora solo bebía un vaso. Dormía bien y las horas necesarias.

En la sexta y última sesión de acupuntura, refirió no tener más sofocos y sentirse bien.

La consulta de seguimiento a los seis meses demostró que los síntomas no habían regresado.

Caso 2

Historial del paciente

La paciente, una mujer de cuarenta años, presentaba la enfermedad de Crohns, consistente en una inflamación del intestino delgado que también puede afectar al intestino grueso. Años atrás los médicos le habían diagnosticado fatiga crónica.

Síntomas

Estreñimiento y diarrea, abdomen hinchado y retortijones en el estómago, dolores, algunas veces con retención de líquidos, náuseas todos los días. Poco flujo urinario y con dolor, su nivel de hierro (ferritina) en el cuerpo era bajo. La paciente sentía su cuerpo intoxicado, la cabeza confundida o desconcertada. Había tenido una niñez traumática y en el presente era madre de un hijo joven y se encontraba con dificultades para hacer frente a la vida.

Diagnóstico ayurvédico

La paciente era de constitución vata-kapha y parecía tener alterado vata-pitta-kapha. Su pulso era muy rápido (más de 90 pulsaciones por minuto), lo que indicaba un problema vata. Tenía la lengua seca y con saburra gris, especialmente en el área relacionada con los intestinos. El dolor, la distensión y los gases en el abdomen, así como la escasez y el dolor al orinar sugerían un problema vata. La náuseas y la emoción diaria podían indicar un desequilibrio kapha. La enfermedad de Crohn, con la inflamación en el intestino delgado, sugería un desequilibrio de pitta. La enfermedad de Crohn podía ser el motivo que le impedía absorber el hierro causado por la fatiga crónica, que junto con el estrés, indica un desequilibrio de vata.

Los principales elementos implicados eran el viento (aire), que producía gas y distensión en el abdomen y dolores al orinar, y fuego, que se manifestaba en la inflamación del intestino, la diarrea y la infección. El elemento agua también estaba implicado mediante la retención de líquidos en el cuerpo.

Tratamiento de acupuntura ayurvédica

Los principales elementos implicados eran viento/aire, fuego y agua.

El desequilibrio dóshico era principalmente de vata y pitta, aunque también había un poco de desequilibrio kapha. Entre los subdoshas implicados se encontraba el flujo descendente (*apana vayu*), el flujo ascendente (*udana vayu*) que provocaba las náuseas, la energía que rige la digestión (*samana vayu*) en el intestino delgado y absorbe nutrientes, el fuego que digiere (*pachaka pitta*) en el intestino delgado y el agua que da soporte (*avalamba kapha*), asociada con el flujo descendente y que cuando es deficiente retiene los líquidos en el cuerpo.

Entre los tejidos implicados se encontraban rasa dhatu (plasma), rakta dhatu (sangre) y majja dhatu (tejido de nervios); y en cuanto a los canales o srotas: los canales por los que circulan las heces (*purishavaha srotas*), relacionados con la diarrea y el estreñimiento; los canales por los que circula el alimento (*annavaha srotas*), relacionados con las náuseas, los problemas digestivos y la malabsorción, los canales por donde circula prana (*pranavaha srotas*), entre ellos, el intestino grueso que es donde se produce la absorción pránica y una deficiencia puede contribuir a la fatiga crónica, los canales por donde circula la orina (*mutravaha srotas*), relacionados con deficiencia de orina, y los canales por donde circula el pensamiento (*manovaha srotas*), relacionados con el estado mental, los nervios, el estrés y la ansiedad de la paciente.

Los órganos implicados eran el intestino delgado, el intestino grueso, la vejiga y el riñón, como primarios, y el estómago, el hígado y el tridosha/pericardio, como secundarios.

Puntos y sus efectos

El tratamiento comenzó en la parte posterior del cuerpo para aliviar los síntomas crónicos y después se realizó en la parte anterior.

En la parte posterior

VG 14: punto mayor de la inmunidad.

V 18: punto de asentamiento en la espalda del órgano hígado y de los canales por donde circula la sangre (*raktavaha srotas*).

V 23: punto de asentamiento en la espalda del órgano riñón y de los canales que aportan grasa (*medavaha srotas*).

V 25: punto de asentamiento en la espalda del órgano intestino grueso y de los canales por donde circulan las heces (*purishavaha srotas*).
V 27: punto de asentamiento en la espalda del intestino delgado y de los canales por donde circula el flujo menstrual (*artavaha srotas*).
V 40: punto que controla los canales por donde circula el agua (*ambhuvaha srotas*), forma parte del marma janu; necesario para regular el metabolismo de agua (retención de líquidos); punto tierra, hijo de fuego, favorece la eliminación de calor/inflamación en el cuerpo, especialmente en la vejiga.

En la parte anterior

C 4: punto frontal del órgano intestino delgado; permite tratar la zona urogenital.
B 6: punto remoto de apana vayu; equilibra el flujo descendente (intestinos y orina), también permite tratar el hígado, el bazo y los riñones.
ID 5: punto que controla la energía que rige la digestión (*samana vayu*), punto de fuego del intestino delgado; favorece la absorción correcta de los nutrientes, equilibra el fuego y controla el viento (gases).
IG 4: punto base de vata y del intestino delgado, tiene poder analgésico.
E 36: punto que controla kledaka kapha y el agua que da soporte (*avalambaka kapha*), punto mar (tierra); es homeostático, equilibra kapha y mueve los líquidos, también tonifica la sangre.
P 6: punto que controla la energía ascendente (*udana vayu*); equilibra el flujo ascendente, que provoca las náuseas, y también el flujo sutil del cuerpo. Punto puente del pericardio que también afecta al tridosha.
TD 9: forma parte del marma indrabasti; aumenta el fuego digestivo, aminorando así la malabsorción. También favorece la absorción de prana en el cuerpo, particularmente en el intestino grueso.
H 2: forma parte del marma pada kshipra, punto de fuego; equilibra el fuego (y pitta) y controla el aire/viento. También favorece el movimiento de la energía del hígado que pueda estar estancada.
R 5: punto hendidura del riñón. Posteriormente se utilizó R 3.
E 25: punto frontal de alarma del intestino grueso.
IG 11: forma parte del marma kurpara; punto homeostático y de inmunidad, meridiano de vata.
VG 20: marma adhipati –el «Señor Supremo» de todos los marmas, meridianos y puntos, que equilibra la energía pránica y actúa sobre el sistema nervioso. También permite trabajar a nivel psicológico y mental y ayuda a equilibrar vata.
C 7: punto arroyo y punto base; relaja los nervios y calma vata (punto tierra).

Cuando los síntomas de la vesícula eran agudos, se utilizaron además los siguientes puntos: V63 y H8.

Recomendaciones

Se recomendó a la paciente una dieta ayurvédica diaria con sopa vegetal equilibrada con los seis sabores para mejorar el sistema digestivo y *kichari*[74] y lentejas rojas con vegetales cocinados al vapor. La paciente se alegró de tomar nuevos alimentos que no le causaban efectos negativos.

Continuó tomando echinacea, vitamina C y acidófilo, como hacía antes de iniciar este tratamiento. Además se le aconsejó que tomara una combinación de gotu kola (*brahmi*), ginkgo y ashwagandha para reforzar la mente, aliviar el estrés y favorecer el rejuvenecimiento.

Conclusión

Al iniciar el tratamiento, la paciente estaba más sensible, notaba más el calor y el frío; el dolor general se mudó a áreas especificas. De la primera a la tercera visita, la digestión y la eliminación de orina mejoraron; las náuseas desaparecieron.

La paciente encontró mejoría en todos los síntomas que padecía anteriormente y aunque empezó un curso de estudio y después cambió de trabajo, pudo con todo sin empeorar su estado.

La paciente espació las visitas, pero sin síntomas y además no necesitaba inyecciones de hierro. El intestino continuó funcionando bien y la paciente dejó de sufrir estrés.

Caso 3

Historial del paciente

El paciente era un hombre de setenta años. Se presentó en el consultorio con dolor y sensación de hormigueo en el cuello, el hombro y el brazo derechos y la mano. Estos síntomas habían comenzado hacía unos seis meses y se presentaban principalmente por la noche cuando se acostaba, lo que sin duda afectaba su sueño. En la actualidad, los síntomas se presentaban casi todo el tiempo. También tenía artritis en el cuello.

Diagnóstico ayurvédico

El paciente tenía características propias de vata –piel seca, poca estatura, ojos castaños y pequeños–, se encontraba en la etapa vata de la vida (vejez) y los síntomas que presentaba, como verse afectado por el frío y el viento, apuntaban a un desequilibrio de vata. El dolor y la sensación de hormigueo implican al vata. El paciente había sido operado del nervio ciático.

Tratamiento de acupuntura ayurvédica

El elemento principal era el aire/viento, el dosha, vata, y el subdosha el flujo pránico centrífugo (*vyana vayu*), que afecta la circulación y favorece el flujo de líquidos e impulsos nerviosos hacia los brazos y las piernas.

Los canales o srotas implicados incluyeron los canales por donde circula el plasma (*rasavaha srotas*) y la sangre (*raktavaha srotas*), relacionado con el sistema de circulación y flujo de la sangre.

En cuanto a los órganos implicados, estos eran el intestino grueso (sede principal de vata) y el tridosha y pericardio, órganos relacionados con el flujo en el cuerpo.

Puntos y sus efectos

IG 4: punto base de vata y del intestino delgado, tiene poder analgésico especialmente en la parte superior del cuerpo
TD 2: punto manantial, punto que controla sleshaka kapha; controla el agua en el cuerpo, especialmente en los brazos, controlando el líquido sinovial. También permite tratar el dolor en brazos y manos.
TD 6: punto de fuego en el meridiano de flujo.
C 7: punto base; relaja los nervios y calma vata (punto de tierra).
VG 20: marma adhipati –el «Señor Supremo» de todos los marmas, meridianos y puntos, que equilibra la energía pránica y actúa sobre el sistema nervioso. También permite trabajar a nivel psicológico y mental y ayuda a equilibrar vata.
VB 20: forma parte del marma matrika; permite tratar el dolor de cuello y hombros.
VB 21: forma parte del marma amsa; permite tratar el sistema hormonal y la glándula tiroides. En este caso, el paciente sufría un dolor en este punto.
TD 15: punto local del dolor; actúa sobre el dolor en cuello, hombros y brazos.
IG 11: forma parte del marma kurpara; punto homeostático, permite tratar el dolor en brazos y hombros.
V 14: punto dorsal del pericardio.
TD 5: punto puente; equilibra los meridianos de flujo. Utilizamos este punto las primeras cuatro visitas y luego usamos el TD 6.

Resultados

El paciente no se podía tender confortablemente debido al dolor, por lo que hubo de ser tratado sentado en una silla.

Durante la primera media hora, recibió masajes en el cuello, hombros y brazos, y luego se inició el tratamiento de agujas.

Después de dos visitas, el paciente reportó padecer menos dolores a los dos días siguientes a las visitas, pero que después regresaba el dolor y la sensación de hormigueo.

Durante la tercera visita, sintió unos «calambres eléctricos» en el punto IG 4 cuando se le aplicaba un masaje en el hombro.

En la cuarta visita, el paciente reportó que sentía menos dolor, especialmente durante la noche. Y fue en la sexta visita, cuando el paciente afirmó que no había sentido dolores durante la semana.

En la séptima visita, el paciente reportó que algunas veces se despertaba con un poco de sensación de hormigueo. Y en la octava visita, el paciente afirmó que ya no se despertaba con dolor y sensación de hormigueo.

Durante la undécima sesión, el paciente no padecía ningún dolor y dormía bien. El paciente continuó así durante cuatro sesiones más.

A los cuatro meses de no recibir tratamiento, el paciente seguía sin padecer dolor; se aplicaba un masaje con aceite de sésamo como prescripción.

Apéndice III

Glosario sánscrito

adankal	puntos de presión y sus terapias, especialmente en Kerala (India).
agni	fuego digestivo.
agni karma	terapia con calor, moxibustión.
ahamkara	ego, la experiencia de ser el hacedor.
ajña chakra	segundo chakra; tercer ojo o chakra del entrecejo.
akasha	éter, espacio, materia, uno de los cinco elementos.
alamba chakra	rueda de sostén o soporte de los cinco elementos.
alochaka pitta	fuego que rige la percepción visual.
ama	toxinas, masa de alimentos sin digerir.
amashaya	estómago.
anahata chakra	cuarto chakra; chakra del corazón o del aire.
antar nadis	meridianos relacionados con los órganos sólidos.
ap	elemento agua.
apana vayu	energía descendente.
ashaya dhamani	meridianos cuyo flujo de energía es descendente.
ashtanga ayurveda	las ocho especialidades clásicas del ayurveda.
asthi	hueso.
asthi dhatu	tejido óseo.
avalambaka kapha	tipo de agua que da soporte.
ayurveda	ciencia de la vida o la longevidad. Medicina tradicional de India.
ayus	vida.
bahu	brazos.
bahya nadis	meridianos relacionados con los órganos huecos.
bhrajaka pitta	tipo de fuego que rige el tono y la textura de la tez.
bhedana karma	terapia mediante la punción.
bhutagni	los cinco fuegos biológicos en el hígado.

bodhaka kapha	tipo de agua que rige el sabor.
chakra	centro de energía; ciclo.
chi	la fuerza vital de la medicina china, equivalente al *prana* en el ayurveda.
darshana	observación, parte del diagnóstico.
chamani	canal o meridiano por donde circula el *prana* o *rasa* hacia las ***siras*** o puntos de acupuntura.
dhatus	tejidos, los siete tejidos.
dhatu chakra	rueda de los tejidos, su círculo.
dhatu damanis	meridianos cuyo flujo de energía es ascendente.
dosha	fuerza biológica, humor responsable de la salud y la enfermedad.
grahani	intestino delgado.
guna	cualidad primaria de la naturaleza.
guna	***dvandva*** las dos fuerzas opuestas (como el yin y el yang).
hridaya	corazón.
ida	meridiano energético que se comporta como *kapha* y afecta al lado izquierdo del cuerpo.
jala	el elemento agua.
janma	meridiano vaso concepción también llamado *nadi artava*.
jihva	diagnóstico por la lengua.
kapha	humor biológico relacionado con los elementos agua y tierra; flema (productos de desecho).
karna	auriculodiagnóstico; oído.
kledaka kapha	tipo de agua que gobierna la digestión.
kosthangas	órganos físicos ubicados en especial en el tronco.
kurccha	marma del pie y la mano.
majja	médula y tejido nervioso.
mamsa	músculo.
manipura chakra	quinto chakra; chakra umbilical o de fuego.
marma	cada uno de los ciento siete puntos vitales. Son grandes centros de acumulación del *prana*, además de ser zonas del cuerpo sensibles al trauma y a las heridas. Cada marma contiene uno o más puntos .
marma adi	arte marcial consistente en golpear puntos de presión.
marma chikitsa	tratamientos o terapias de los marmas o puntos de presión.

meda	grasa.
muladhara chakra	séptimo chakra; chakra raíz o tierra.
mula	puntos puntos vitales básicos, donde la energía es retenida en el canal.
mutrashaya	vejiga urinaria.
nadi	canal o meridiano que transporta *prana* a los ciento siete marmas y chakras, al igual que a los órganos de los sentidos.
nadi pariksha	diagnóstico por el pulso.
nirama	estado sin ama.
nirmana chakra	rueda de la creación de los cinco elementos.
ojas	energía esencial del cuerpo.
pachaka pitta	fuego que rige la digestión.
pada	pie o pierna.
pancha bhautika	puntos de los cinco elementos.
panchakarma	las cinco prácticas de purificación del ayurveda.
pancha mahambhutas	los cinco grandes elementos.
pancha sru	los puntos de los cinco elementos en los meridianos.
phuphusa/fufusa	pulmón.
pingala	meridiano energético relacionado con *pitta* y el lado derecho del cuerpo.
pitta	humor biológico de fuego.
pittashaya	vesícula biliar.
pliha	bazo.
prakopa	agravación.
prakruti	naturaleza primordial; constitución biológica.
prana	energía vital.
pranayama	control de la respiración, prácticas yóguicas de respiración.
pranica mandala	reloj biorrítmico ayurvédico.
prashama	alivio de un humor.
prashna	cuestionario que se hace al paciente para emitir un diagnóstico.
prithvi	elemento tierra.
purusha	conciencia primordial.
rakta	sangre.
ranjaka pitta	fuego que da color a la sangre.
rajas	cualidad de la energía, turbulencia y distracción.

rasa	plasma.
sadhaka pitta	fuego que rige la inteligencia.
sahasrara chakra	primer chakra; chakra coronal o consciente.
sama	estado de enfermedad asociado a las toxinas.
samana vayu	energía que rige la digestión.
samchaya	acumulación de humor.
sattva	cualidad de claridad y armonía, la mente en su estado natural.
setu	puntos vitales que forman puentes que conectan meridianos de órganos huecos y sólidos relacionados por el mismo elemento.
siravedhana	acupuntura ayurvédica.
shleshmashaya	meridiano del tridosha.
shalya chikitsa	cirugía ayurvédica.
shalya tantra	cirugía ayurvédica.
shukra	fluido reproductor.
sleshaka kapha	agua que lubrica las articulaciones.
sparshana	palpación que se realiza al paciente para emitir un diagnóstico.
srotamsi	pequeños srotas.
srotas	canal sutil o burdo que lleva sustancias, energías o sangre.
suchi	agujas de acupuntura.
suchi chikitsa	nombre que define la acupuntura en el ayurveda.
Suchi Veda	ciencia de la acupuntura, libro de texto antiguo.
suchika	acupunturista.
sushumna	meridiano de energía en el centro de la columna vertebral.
surya	Sol; un punto de auriculoterapia para tratar migrañas.
svadhisthana chakra	sexto chakra; chakra sexual o de agua.
talahridaya	pericardio; marma.
tamas	cualidad de oscuridad e inercia.
tanmatras	la mínima porción de energía perceptible.
tarpaka kapha	tipo de agua que rige la emoción.
tejas	fuego en un nivel vital.
tiryag dhamani	meridianos cuyo flujo de energía es transversal.
tridosha	los tres humores; el meridiano de los tres humores; las tres zonas del tronco.

udana vata	energía de vata que rige la expresión y la memoria.
vata	humor biológico de aire.
vayu	viento, transportador de la energía; a veces hace referencia a vata.
vinasha chakra	rueda de destrucción de los cinco elementos.
vinaya chakra	rueda de control de los cinco elementos.
vishuddha chakra	tercer chakra; chakra laríngeo o de éter.
vrihdantra	intestino grueso.
vrikka	riñón.
vyana vayu	energía (vata) que rige el movimiento de los músculos, las articulaciones y la circulación.
vyadhana	acupuntura ayurvédica.
yakrt	hígado.

Notas

1. Jayasuriya, A.
2. Ranade, S., Lele, A., Frawley, D.
3. Cita del Dr. C. Thakkur en Wexu, M.
4. Cita del Dr. Sharma en Joshi, B., Shah, R., Joshi, G.
5. Svoboda, R., Lade, A.
6. Jayasuriya, A.
7. Actualmente, la acupuntura ayurvédica también recibe el nombre de marmapuntura [véase en la Bibliografía: Godagama, S. Y Shealy, N.]. Tradicionalmente fue llamada *suchi chikitsa* [véase en la Bibliografía: Nagpal, C. L.], *bhedan karma* [véase en la Bibliografía: Ranade, S., Lele, A., Frawley, D.] y *siravedhana* [véase en la Bibliografía: Joshi, B., Shah, R., Joshi, G.].
8. Wexu, M.
9. Nagpal, C. L.
10. Véase Introducción.
11. Joshi, B., Shah, R., Joshi, G.
12. Joshi, B., Shah, R., Joshi, G.
13. Joshi, B., Shah, R., Joshi, G.
14. Frawley, D., Ranade, S., Lele, A.
15. Dash, B.
16. Svoboda, R. (1999).
17. Iyengar, B. K. S.
18. Iyengar B. K. S.
19. Feuerstein, G.
20. Frawley, D.
21. Frawley, D.
22. Sharma R. K.
23. Lad, V.
24. Joshi, B., Shah, R., Joshi, G.
25. Huard, P., y Ming Wong.
26. Lad, V.
27. Dash, B. y Sharma R. K.
28. Dash, B. y Sharma R. K.
29. Feuerstein, G.
30. Kulkarni, P. H.
31. Dash, B. y Sharma R. K.
32. Joshi, B., Shah, R., Joshi, G.
33. Svoboda, R. (1999).
34. Joshi, B., Shah, R., Joshi, G.

35. Frawley, D.
36. Joshi, B., Shah, R., Joshi, G.
37. Joshi, B., Shah, R., Joshi, G.
38. Svoboda, R. (1999).
39. Joshi, B., Shah, R., Joshi, G.
40. Frawley, D.
41. Wexu, M.
42. Para los lectores acostumbrados a otra numeración de los chakras: «De hecho, no existe un sistema "estándar" para los chakras. Cada escuela, a veces cada profesor dentro de cada escuela, tiene su propio sistema para los chakras». White, D. G.
43. Ranade, S.
44. Dash, B. y Sharma R. K.
45. Dash, B. y Sharma R. K.
46. Dash, B. y Sharma R. K.
47. Ranade, S.
48. Ranade, S.
49. Lad, V.
50. Ranade, S.
51. Lad, V., Frawley, D.
52. El término dhamani suele traducirse por canal o meridiano; en la presente obra utilizaremos preferentemente meridiano.
53. Joshi, B., Shah, R., Joshi, G.
54. Bishagratna, K. L.
55. Bishagratna, K. L.
56. Bishagratna, K. L.
57. Para las siras, véase.....
58. Véase.....
59. Bishagratna, K. L.
60. Joshi, B., Shah, R., Joshi, G.
61. Este instrumento fue originalmente concebido por los médicos del equipo que dirige el Prof. Dr. Anton Jayasuriya en Sri Lanka y diseñado por el Dr. Frank Ros.
62. Joshi, B., Shah, R., Joshi, G.
63. Ranade, S., Lele, A., Frawley, D.
64. Ranade, S., Lele, A., Frawley, D.
65. Joshi, B., Shah, R., Joshi, G.
66. Joshi, B., Shah, R., Joshi, G.
67. Ranade, S., Lele, A., Frawley, D.
68. Ranade, S., Lele, A., Frawley, D.
69. Joshi, B., Shah, R., Joshi, G.
70. Ranade, S., Lele, A., Frawley, D.
71. Ranade, S., Lele, A., Frawley, D.
72. Bishagratna, K. L.
73. Bishagratna, K. L.
74. Plato que combina arroz basmati y judías mung.

Bibliografía

Bishagratna, K. L. *Sushruta Samhita*, Chowkhambha Sanskrit Series Office. Varanasi, India: 1991.

Dash, B. *Ayurveda For Mother and Child*. India: Delhi Diary Pub, 1988.

Feuerstein, G. *The Textbook of Yoga*. London: Rider and Co., 1975.

Frawley, D. *Salud Ayurveda*. Barcelona, España: Ediciones Ayurveda, 2012.

Frawley, D., Ranade, S., Lele, A. *Ayurveda and Marma Therapy*. WI, USA: Lotus Press, 2003.

Godagama, S. *The Handbook of Ayurveda*. London: Kyle Cathie Ltd., 2001.

Huard, P., Ming Wong. *Chinese Medicine*. London: World University Press.

Iyengar, B. K. S. *Light on pranayama*. London: Unwin Paperbacks, 1981.

Jayasuriya, A. *Clinical Acupuncture*. India: B. Jain Publishers, 1994, 7th edition.

Joshi, B., Shah, R., Joshi, G. *Vedic Health Care System (Clinical Practice of Sushrutokta Marma Chikitsa and Puntovedhana-highlighting Acupuncture)*. New Delhi, India: New Age Books, 2002.

Kulkarni, P. H. *Probable Links Between Ayurveda and Acupuncture*. Pune, India: IMM, 1985.

Lad, V. *Ayurveda, The Science of Self-Healing*. WI, USA: Lotus Publish, 1985.

Lad, V., Frawley, D. *Guía de plantas medicinales: Uso y combinación según el ayurveda*. Barcelona, España: Ediciones Ayurveda, 2013.

Nagpal, C. L. *Modern Acupuncture*. Jaipur, India: Acupuncture Society of India Publishing, 1984.

Omura, Y. *Acupuncture Medicine*. Tokyo, Japan: Japan Publications Inc.,1982.

Pi, L. *El gran libro de la medicina China*. Madrid, España: Ediciones Martínez Roca, 3° Ed., 2004.

Ranade, S., Lele, A., Frawley, D. *Secrets of Marma*. Pune, India: International Academy of Ayurveda Publishing, 1999.

Ranade, S. *Natural Healing Through Ayurveda*. UT, USA: Passage Press, 1993.

Ros, F. *The Lost Secrets of Ayurvedic Acupuncture*. WI, USA: Lotus Publishers,1994.

Sharma R. K., Dash B. *Charaka Samhita*. India: Chaukhamba Orientalia, 1976.

Shealy, N. *The Complete Illustrated Encyclopedia of Alternative Healing Therapies*. Boston, USA: C. Element Publishing, 1999.

Svoboda, R. *Ayurveda, Life, Health and Longevity*. USA: Arkana Publishers, 1992.

Svoboda, R. *Prakruti, Your Ayurvedic Constitution*. NM, USA: Geocom Pub., 1999.

Svoboda, R., Lade, A. *Tao and Dharma*. WI, USA: Lotus Press, 1995.

Tiwari, M. *Ayurveda Secrets of Healing*. WI, USA: Lotus Press, 1995.

Wexu, M. *A Modern Guide to Ear Acupuncture*. [Apéndice por el Dr. C. Thakkur]. NM, USA: Aurora Press, 1985.

White, D. G. *Kiss of the Yogini*. Chicago: University of Chicago Press, 2003.

Índice

Sobre el autor y su obra

El Dr. Ros es posiblemente el máximo experto en Occidente de este importante tema que es la marmapuntura.
DR. D. FRAWLEY, DR. S. RANADE & DR. A. LELE.
AYURVEDA AND MARMA THERAPY, LOTUS PRESS, 2003

El Dr. Frank Ros es Doctor en medicina ayurveda (Ayurveda Parangata), Diplomado en Naturopatía y en Acupuntura Ayurvédica; es miembro de la Naturopathic Practitioners Association y de la Complementary Medicine Association y Life Member of Acupuncture Society de India (Jaipur).

El Dr. Frank Ros es un profesional de la naturopatía, el ayurveda y la marmapuntura

Su primera obra sobre marmapuntura, disciplina en la que es especialista, fue publicada en Estados Unidos de América en 1994: *The Lost Secrets of Ayurvedic Acupuncture* [Los secretos perdidos de la acupuntura ayurvédica], Lotus Press, y ha sido traducida a varios idiomas.

En 2008, publicó la obra *Marmapuntura (Teoría y práctica de la acupuntura ayurvédica)* en Argentina, por primera vez en castellano.

El Dr. Ros reside en Australia, pero visita regularmente Estados Unidos de América y Argentina para impartir seminarios de ayurveda y marmapuntura.

Se puede contactar con él escribiendo al siguiente correo electrónico, suchikarma@internode.on.net, o través de su página web:

http://marmapuncture.com.au

La acupuntura ayurvédica aporta una nueva dimensión a la práctica clínica, especialmente para aquellos terapeutas que utilizan el ayurveda. Comprender un sistema de acupuntura que tiene principios y términos en común con el ayurveda siempre es más fácil y sencillo que utilizar sistemas extranjeros que, a pesar de compartir muchos puntos en común, también pueden llevar a confusiones.

La marmapuntura, el nombre común de la acupuntura ayurvédica, no solo trata las enfermedades físicas o de los órganos, sino también los desequilibrios psicológicos y emocionales. Por consiguiente, constituye una terapia integral para los siete cuerpos o *koshas* del ayurveda.

Para el Dr. Ros, es estimulante observar el gran interés que existe por la marmapuntura en Occidente. Ya en su primer libro, *The Lost Secrets of Ayurvedic Acupuncture* [Los secretos perdidos de la acupuntura ayurvédica], el Dr. Ros señalaba que «se debería estimular más la investigación e interés de esta importante rama [aunque descuidada] del sistema médico probablemente más antiguo y completo del mundo. Se requiere de mucho esfuerzo por parte de otros investigadores ayurvédicos para mejorarla y divulgarla de manera que se cree una fuente de continuidad para la salud presente y futura de la raza humana».

Es gratificante ver que este deseo está dando sus frutos gracias al importante trabajo realizado por otros expertos e investigadores ayurvédicos, como los doctores Joshi y Shah.

«Durante diez años, el Dr. Frank Ros ha sido mi principal maestro en acupuntura ayurvédica en Estados Unidos de América. En mi calidad de médico naturópata, acupuntor licenciado en tres estados de Estados Unidos de América y poseedor del certificado expedido por la Comisión Nacional de Certificación de Acupuntura y Medicina Oriental, puedo confirmar la amplitud de los conocimientos sobre acupuntura que atesora el Dr. Ros y la capacidad que tiene para impartir sus enseñanzas.

Dr. Ros es un exponente destacado de la acupuntura ayurvédica en el mundo; sus trabajos escritos, así como sus conferencias marcan una parte para esta importante parte de la medicina ayurvédica y de la salud integrativa.

Durante varios años, el Dr. Ros ha sido asesor en los programas de acupuntura ayurvédica y medicina ayurveda del Clifton Springs Hospital en Clifton Springs, Nueva York. Ha trabajado como asesor de nuestros programas clínicos y residenciales.

Para mí, es un placer trabajar junto al Dr. Ros en este antiguo, pero también moderno, campo de la medicina de la India».

Dr. Les Moore
Director del departamento de medicina integrativa
del Clifton Springs Hospital y Clínica

«Los resultados obtenidos al utilizar la marmapuntura con mis pacientes ha superado en mucho cualquier expectativa. La utilización de la marmapuntura combinada con el tratamiento a base de hierbas y consejos de estilo de vida me sorprendió y entusiasmó por lo rápido de sus resultados; mis pacientes han mejorado en poco tiempo, hasta el punto de no requerir tratamiento».

Karina Thullesen
Terapeuta ayurvédica
Diploma avanzado de ayurveda del Instituto
Australiano de Medicina Holística (AIHM)
Diploma de postgrado en acupuntura ayurvédica con el Dr. Ros